阅读成就思想……

Read to Achieve

智慧医疗

寻找智能时代的下一个商业蓝海

[美]杰夫·埃尔顿
Jeff Elton

[爱尔兰]安妮·奥赖尔登　著
Anne O'Riordan

刘党军　王燕芳　司建平　　译
万丽　　　　　　　　　审译

NEXT GENERATION
BUSINESS MODELS
AND STRATEGIES

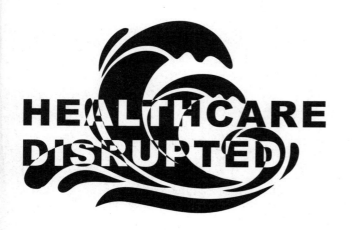

中国人民大学出版社
· 北京 ·

图书在版编目（ＣＩＰ）数据

智慧医疗 : 寻找智能时代的下一个商业蓝海 / （美）
杰夫·埃尔顿（Jeff Elton），（爱尔兰）安妮·奥赖尔
登（Anne O'Riordan）著；刘党军，王燕芳，司建平译
. -- 北京：中国人民大学出版社，2021.2
书名原文：Healthcare Disrupted: Next
Generation Business Models and Strategies
ISBN 978-7-300-25405-0

Ⅰ．①智… Ⅱ．①杰… ②安… ③刘… ④王… ⑤司
… Ⅲ．①医疗保健事业－市场营销学 Ⅳ．①R19

中国版本图书馆CIP数据核字(2018)第006321号

智慧医疗：寻找智能时代的下一个商业蓝海

[美]杰夫·埃尔顿（Jeff Elton）

[爱尔兰]安妮·奥赖尔登（Anne O'Riordan） 著

刘党军 王燕芳 司建平 译

万 丽 审译

Zhihui Yiliao: Xunzhao Zhineng Shidai de Xia Yi Ge Shangye Lanhai

出版发行	中国人民大学出版社			
社　址	北京中关村大街31号		邮政编码	100080
电　话	010-62511242（总编室）		010-62511770（质管部）	
	010-82501766（邮购部）		010-62514148（门市部）	
	010-62515195（发行公司）		010-62515275（盗版举报）	
网　址	http://www.crup.com.cn			
经　销	新华书店			
印　刷	天津中印联印务有限公司			
规　格	170mm×230mm　16开本		版　次	2021年2月第1版
印　张	12.25　插页1		印　次	2021年2月第1次印刷
字　数	183 000		定　价	65.00元

　　科学、经济、社会和技术的力量正在共同改变着整个医疗健康产业，这本《智慧医疗》对当下的医疗状况进行了深入的探索，并提供了可以使供应商、中间商、整个产业以及最重要的——患者的利益最大化的策略，我颇为赞同其所描述的四种商业模式：精益创新者、以患者为中心的创新者、价值创新者以及新型数字化医疗健康公司。这本书对所有健康产业从业者，尤其是开发新一代诊疗方法和设备的创新者发起了号召。

鲍勃·霍维茨（Bob Horvitz）博士

麻省理工学院生物学教授、诺贝尔生理学或医学奖获得者

　　在一个充满巨大改变和不确定性的时期，《智慧医疗》为经营管理者提供了如何改进产品、服务和策略的框架，使其能够在基于价值的健康体系中发展。通过大量现实的案例和未解决的问题，埃尔顿和奥赖尔登将促使你对最重要的问题做出回答：你在这场数字化驱动的变革中扮演什么角色？公司如何才能取得竞争性优势并获胜？同时也将让你明白按兵不动并不是一个必选项。

大卫·爱泼斯坦（David Epstein）

诺华制药公司（Novartis Pharmaceuticals）部门主任

　　在这场健康服务产业的剧烈变革中，对新的商业模式的探索和理解，对于患者取得现有科技条件下的最好结局至关重要，埃尔顿和奥赖尔登在他们的新书中对这个新领域提出了一些独到的见解，这些见解对从全球角度理解健康服务很有启示。

特雷弗·蒙代尔（Trevor Mundel）博士

比尔及梅琳达·盖茨基金会全球健康项目总裁

从生物学到快捷支付，再到使用大数据，所有领域都发生了令人眼花缭乱的变化。《智慧医疗》这本书抓住了这些变化产生的影响力，并深思熟虑地开发了医疗健康行业价值创造的新方法。

> 黛博拉·邓瑟（Deborah Dunsire）博士
> FORUM 制药公司总裁兼 CEO

《智慧医疗》这本书来得正是时候，因为从来没有哪本书能用如此丰富的科学和技术知识来解读被颠覆的医疗环境。任何活跃在医疗健康服务上的人、患者和未来患者（这意味着所有人）都应该阅读这本书，并且反思该如何建立一个通过创新、激励、系统和沟通来实现对患者的卓越价值的体制。

> 罗克·多利维克斯（Roch Doliveux）
> UCB 公司名誉 CEO

《智慧医疗》这本书揭示了医疗健康服务的巨变是如何显著改善患者和经济效益的，它为公司提供了如何适应和保持与数字医学新时代相关的选择，并概述了四种可以推动增长和性能的新商业模式。这是一本具有开创性的书。

> 克莱夫·A. 米恩韦尔（Clive A.Meanwell）
> 医学博士和哲学博士、麦迪逊医药公司 CEO

目前，全世界已有70多亿人口，而几乎每个主要地区的人口都在朝着老龄化的方向发展。在大多数国家中，医疗健康费用的增长速度超过了国内生产总值（GDP）的增长速度。医疗健康奖励的方法（销售、程序、患者方面）会产生积极的效益，并对医疗系统绩效带来积极的改变。与此同时，人们对国家经济生产力重要性的认识及世界各地的长期发展表现的认识，从未如此尖锐突出。政府、机构、公司和个人都感到压力，他们要确保健康、责任和效益的平衡，并确保所有成员都能发挥建设性作用。

我们面临着一个非常激动人心的机会。

在未来的3年、5年或10年里，我们可以极大地改善世界各地的患者护理。通过对非传统路线的协作和颠覆性的深刻承诺，我们可以在全球范围内提高护理标准。新的靶向疗法、智能诊断学、先进的信息学和数字技术有望重新定义医疗健康，因为它不那么被动，依赖于传统的设施和急性干预，而是对健康起着积极管理的作用。快速发展的经济体和国家将更有效地满足关键的卫生保健需求。更多的人会在更长的时间里保持健康，避免住院或再入院。发达的医疗系统将明确地向精准医疗的实践迈进，在那里，核心是真正的患者，以及实时调整以适应治疗方法各种形式的信息和证据。这些系统还将提高人们对医疗健康的期望和标准。

医疗健康行业的巨变已经开始了。这是我们第一次看到跨行业边界的大规模协作。医疗服务提供者、制药公司、医疗器械公司、保险公司、护理人员、卫生保健人员、患者、公民、健康公司和技术颠覆者，正在以新的具有创新性的方式联合起来——所有这些都围绕着推动医疗健康的成效，而这些成效对长期的经济可持续性起着至关重要的作用。积极的推动因素有很多，包括科学的进步、基因组的建立、健康生活方式数据的进化和可用性等。每天都有大量的技术解决方案来帮助我们检测、调整我们的习惯，以改善我们的健康和治疗效果。

事实上，在未来的几年里，经济、社会和科技等力量的共同作用，对每个人在医疗健康领域的"工作"都产生了令人信服的改变，如个人、医疗服务提供者、健康保险公司、政策制定者、监管机构、疗法创新者、应用开发者、数字基础设施提供者，等等，无一例外。

问题是我们将对所有的这些改变进行怎样的"整合"？现在，我们看到了新的、具有高性能及高价值的业务和运营模型的轮廓。这些新兴的模式是有希望的，具有更高价值和影响力的医疗健康正处于紧要关头——医疗健康模式可以更好地改善患者的生活质量以及企业和国家的生产力。但是，它们的成功——类似于繁荣和前沿的数字终端重塑了广泛的行业，如媒体、娱乐、金融服务、保险、摄影、电信、交通和住宿——并不能得以保证。

为了发挥它们的潜力，高管、董事会和行业领袖需要理解市场的隐含定义、以服务为中心的方法的演变、新结果和以价值为中心的绩效模型的参数，以及那些模型对其组织的基本影响。

我们写这本书是为了认识和接受这个关键时刻，并预期和讨论那些能够并应该得到发展的潜在的商业模式。我们意识到，还没有任何模型被定型——对许多人来说，新商业模式中描绘的轮廓将不会像我们在接下来的章节中所阐述的那样清晰和简洁，但是需要更全面地了解它们快速变化的工作环境，以及需要超越的能力。我们相信，读者将能够为它们的组织开发强有力的、前瞻性的、灵活的策略，使它们能够有效地证明自己。我们也相信，它们将能够成为医疗健康新时代的领导者，并极大地改善一个刚刚开始成型的生态系统。在这个过程中，它们将为医疗健康行业奠定新的基础。随着这些基础的巩固，它们将成为该行业所有其他方面的先锋。

我们在这本书中主要关注的是制药、生物制药、设备、诊断领域以及新的数字医疗颠覆者的进化，这些是推动变革的动力，并为全新的运营模式铺平了道路。我们认识到，世界上所有其他的参与者，如医疗服务提供者、保险公司、卫生保健人员和其他卫生保健相关机构等也需要改变。通过本书中提到的组织的视角，医疗健康领域的其他利益相关者也将能够更清楚地看到自己的角色和选择。

我们有意地在本书中提供了一个广泛的观点。在本书的第一部分中，我们描述了整个行业发生的海啸般的变化，并概述了该领域所有类型的参与者所面临的最重要的战略问题。在第二部分中，我们描述了四种截然不同的商业模式在制药、生物制药、医疗设备和数字卫生技术领域的应用。这是传统公司的变革努力、创业的结果，也是向其他领域成熟、成功的企业扩张的结果，这些商业模式将医疗健康视为一个非常有吸引力的新市场。在第三部分中，我们为行业伙伴关系和协作提供了一个新的框架，以价值为中心的解决方案的新需求，以及如何为这些新治疗效果和以价值为中心的组织建立人才和绩效体系。在第四部分中，我们将以一种对未来的憧憬来结束本书，重新考虑估值如何从其他行业的混乱中转移，并总结出所有领导团队、董事会或市场分析师都需要问的基本问题。

我们可以在未来实现医疗健康的最佳解决方案。但是，只有当所有的医疗健康行业的利益相关者——包括患者——理解推动医疗健康不断变化的生态系统的力量，以及由此产生的战略挑战、机遇和商业模式时，并且只有当我们能够积极合作创造未来的时候，才会出现这种情况。

PART1

第一部分　海啸般的变化

PART2
第二部分　从战略到价值的新商业模式转型

PART3

第三部分　建立新的组织

PART4

第四部分　回顾与展望

Healthcare

Disrupted

第一部分

海啸般的变化

Next Generation Business Models and Strategies

Healthcare
Disrupted

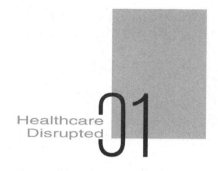

Healthcare
Disrupted

医疗行业目前的形势和挑战

在过去的 100 年里，只有少数几次提供基本产品和服务的公司面临生存的挑战的情况发生。他们所面临的挑战通常包括重大技术转变、政府或其他监管改革、新经济模式和破坏性竞争的组合。一些公司挺过去了，一些则没有，只有少数公司成功地保住了它们的领导地位。

想想柯达和宝丽来在摄影和成像领域的地位、数字设备和数据通用公司在计算机领域的地位、诺基亚和黑莓手机在移动电话领域的地位，以及百视达在家庭娱乐领域的地位。数码摄影和智能手机的两大冲击，将湿化学摄影变成了一个小众领域。个人电脑可以通过先进的图形界面与互联网的结合来获得更大的权力，使得终端和大型计算机公司处于次要地位。谷歌的 Android 系统和苹果的 iOS 移动操作系统、集成应用商店再加上合作伙伴自己的生态系统彻底颠覆了移动手机领域的秩序。放松管制、有线基础设施运营商的竞争，以及移动设备和互联网作为通信手段的普及，迫使本地固定电话和长途服务的转型。此外，奈飞（Netflix）公司还开发了一种互联网传输模式，与其他类型的支付系统一起，打击了视频商店领域，之后流媒体也加入了进去。

医疗健康正处于类似巨变的边缘，"边缘"一词甚至可能都不那么恰当，因为这些巨变已经开始了。经过两年的研究，我们写了这本书，以便及时展现这一点，并给制药公司、生物制药公司、医疗设备、医疗诊断和医疗服务公司的高管们提供一个机会，让他们停下来回头看看现在的形势。我们写这本书是为了帮助他们理解即将发生的变化，并促使他们的公司能够将这些变化作为新的和成功的战略基石。为了实现这一目标，我们构建了关键趋势，并为能够推动增长和性能的新业务模式提供了选择。最终，我们的目标是推进关于医疗健康（上述类型的公司，加上监管机构、保险公司、医疗服务提供者和个人）的所有利益相关者的富有成效的讨论，以便他们能够扮演新的角色，促进患者健康，并为整个医疗系统增加价值。

未来的、现在的和潜在的

考虑一些新发现的能力和可能性，正在改变我们的期望——作为政策制定者、高管、个人、大众——"关怀"可以是什么，应该是什么，以及应该如何资助。

我们过去常常认为，有效性的"证据"是指临床试验和批准后的研究结果，这些研究花费了数年的时间。如今，通过数字收集真实世界的数据，我们可以在数小时、数天、数周内就能获得人口规模的证据。

制药和设备（生命科学）公司过去常常把它们的产品投放到市场，并想知道为什么实际的临床结果与它们的预期不同。现在，随着追踪活动及成效的能力的实现，它们可以识别出影响治疗方法和治疗产品有效性的实际生活中的因素。它们可以看到，在情有可原的情况下（如治疗上的差距、不遵守饮食和活动的改变），在多大程度上会影响医疗成效。因此，它们可以考虑新的策略，其中可能包括弥补患者之间的差距。

医疗服务提供者过去常常在办公室或操作设备处会诊患者，并在检查或手术后告诉患者该做什么，然后除非出现紧急情况，否则要等到下一次检查时才能了解他们的治疗计划是什么。现在，它们可以将自己的参与范围扩大到办公室、医院，甚至诊所以外，实时追踪患者的病情进展情况，并根据需要调整治疗方法。

从投入到医疗成效

现在，换句话说，我们看到了一种新兴的理论基础，即从以投入为基础的方法（即患者看到的投入，或销售的药物和设备）转变为以医疗成效为基础的方法（成效就是患者健康），再到医疗健康。在经济学文献中，基于投入和产出的支付之间存在着很大的区别。当支付以投入为基础时，会存在一种内在的不利动机，即"逃避"，尽可能少地做，并得到相同的补偿；当报酬以产出为基础时，激励是优化生产力和最大化"系统"的利益。

例如，在欧洲，我们看到了一种"基于价值补偿"的转变，卫生当局和医疗服务提供者被要求平衡整个系统的需求和向个人提供的治疗。这个想法是为了评估卫生保健行业是否有能力在资源限制条件下为大众提供最大的利益。作为《平价医疗法案》（*Affordable Care Act*）和支持立法的一部分，这种方法的变体计划在美国实现。

与此同时，本着同样的精神，我们看到，保险公司直接提供医疗服务，技术公司从服务系统中分离出来，与远程临床监控技术结合起来作为一项服务，从而使医疗设备公司直接提供患者护理管理服务。我们可以看到卫生服务提供者如何管理财务风险，在他们提供的服务中进行权衡，并通过"替代"或基于医疗成效的方法进行支付。每一个实体都与其他合作伙伴一起创建、推进或交付它们的服务。这种关系从早期的药物发现、临床发展到商业化和患者的最终使用都有了延伸。

患者的力量

毫无疑问，作为消费者的患者的力量也在进化。100年前，即使是在最富裕的经济体中，大多数人也无法获得医疗健康服务；60年前，我们建立了授权机构和公共机构，确保了美国和欧洲的大多数人可以获得医疗健康服务；在过去的50到60年里，医疗健康联盟、私营雇主、州和国家都确保了越来越多的医疗服务。有关偿付、专业认证和指导方针、机构许可和产品批准的规章和制度主要集中在机构和卫生专业人员身上——作为一种"福利"，确保为公民和雇员提供安全有效的服务。现在，我们正在进入一个特定疾病或健康状况的个体患者的优先级规则中，可以在治疗（药物及治疗组合）、干预和服务中真正确定价值。患者对治疗效果承担更直接的责任，作为受益人和积极的客户，医疗服务提供者应该从一个新的有利位置来对待他们。医疗健康正在转向以患者为中心。

新型商业模式的出现

难以想象的是，有着根本不同的经济学新商业模式正在固化，为其他人树立榜样和标准，并试图超越。我们已经看到，除了个别特殊情况之外，这种情况还在发生，并且看到了在迎合大众市场需求和专注于服务小众群体／疾病领域的策略和商业模式之间的分歧。此外，我们还看到了那些利用新技术和新科学来跨越传统行业流程的"颠覆者"，在医疗健康的支付方式和患者受影响的医疗成效方面做出的改变。

例如，我们看到，过去20年通过将发展起来的良好科学以最有效的方式带入市场，从而驱动价值提升的参与者。这些精益创新公司大多都是基于仿制药公司的底盘，并通过极其高效、世界级的制造和供应链建立起来的。它们在收购和快速增长方面有着敏锐的眼光，它们将不断挑战现有企业和成本结构、生产力和运营模式。我们也会看到一些以患者为中心的创新者（如企业或部门）带来了最新的科学见解，并聚焦最具破坏性的疾病，以促进新的专业疗法、辅助产品和服务的提供。

而作为第三种模式，价值创新者将医疗成效作为其战略中心，在整合、数字化赋能的服务中定义并彰显自己的与众不同，它们包括远程传感器、设备以及身处核心位置的临床工作人员。这些组织将致力于在更大范围内改善患者和临床效果，并且愿意将其能力与业务的经济效益紧密挂钩，从而在医疗资源部署方面取得患者和系统效率的双项成果。

最后，我们看到了新型数字化医疗健康公司的快速增长，这些公司是最有可能在医疗健康和生命科学之外成长和进化的公司。它们将医疗健康和生命科学部门视为其伙伴关系、基础设施、绩效系统和能力与生俱来的一部分。我们才刚刚开始了解这些组织的利益、模式和影响力。但很显然，它们的经济将由全球规模、庞大的设备和应用生态系统、广阔的开发者社区和云计算所驱动，并以更低的成本和更大的赋能提供一些解决方案。

显然，这四种模式正在出现，而且我们可能会看到更多。就在我们对这份手稿进行最后润色时，技术的进步仍然让我们震惊，它将预示着药物、治疗和商业模式的突破性进展。例如，2015 年 8 月，美国食品和药品监督管理局（FDA）批准了美国研制的第一个 3D 打印药物——Spirtam。Spirtam 由 Aprecia 制药公司生产，是用含有液体的粉末药物制成的，然后将其制成药丸，在治疗癫痫病患者的过程中，只要喝一口水就能立即溶解。

颠覆与重塑的责任

我们以专业人士的身份编写这本书，目的是希望医疗健康行业朝着更有效的方向发展。但医疗健康是非常私人的，因此，在编写这本书的过程中，我们反思自己并讨论了这些情况对我们的家庭、我们自己，以及那些有着最高需求且未被满足的人群的影响。我们得出的结论是，医疗健康、生命科学和专注于健康的科技公司的高管们需要更大的勇气来重塑医疗环境，在探索商业和经营模式时，要采取不同的形式，而这也将远远超出他们公司的传统产品、技术或服务。

他们将需要解决隐私问题，并利用广泛的数据来源造福患者，将其信用和运营能力提高到新的高度；他们需要解决所有涉及伦理或财务上的难题，以表明他们是对患者负责的；他们将一路高调，而不是呈现出防御姿态。监管机构理所当然地代表了患者的利益，就像以前的医疗服务提供者所能做到的那样。建立在信任和勇气基础上的合作，甚至可能被证明与拥有经济基本面和"成功"的商业模式同样重要。

各级管理人员、经理、团队领导和同事也需要勇气来打破组织内部的障碍，并扮演整合者的角色。他们不需要运输产品，而是生产产品和服务价值，并直接与患者、卫生服务提供者和其他人进行互动。他们需要勇气来帮助患者连接这些点，并解决有限效果的差距和缺陷。管理者和那些在一个或另一个领域有专长的人，将不得不以不同的方式思考，拓宽视野，以自身的优势与从未成为合作伙伴的人或组织合作。

这是一个真正的塑造未来的机会，而不是被它塑造。然而，为了利用这一机会，有不少人将不得不快速远离他们的舒适区。我们可以想象，为医疗健康系统建立一个强大的基础，这不仅仅是安全的战略，更是试水的好方法。

这并不是要通过进行增量式的战略调整来应对不断变化的环境，它甚至不是对增长、成本压力或竞争动态的重大变化所做出的反应。这是关于确定组织在一个广泛定义的行业中扮演什么角色的方式，这个行业正在重新思考它应该如何创造和奖励价值，以及什么是"价值"。

我们需要在周围环境变化如此之快而无法集中注意力时，坚定自己的立场。

医疗行业急剧变化的原因和方式

社会经济和政策变化、技术进步和体制转变汇成一股不可阻挡的改革大潮，将医疗健康产业推上了剧变和颠覆的风口浪尖，涌现出了一个难以置信的提高全球医疗健康水平的良机。

在过去的几十年中，随着医疗行业（包括医疗服务提供者、医疗费用支付者、生命科学公司、健康服务公司和其他附属公司）规模的不断壮大和复杂化，有关患者医疗的选择常常纠结于大量目标和控制中。为了生存和发展，医疗相关企业和组织越来越多地将精力转移至单个目标。例如，产品公司专注产品销售，医疗服务机构专注于制定合理的服务价格，保险公司专注于精算建模。总的来说，实现患者的最佳治疗效果和医疗健康系统的总体价值的共同目标被削弱了。

但这一切都在变化中。贯穿整个经济史的政策、技术和产业结构变化的潮流为剧变和颠覆创造了条件，那就是在这期间，机会主义战略提供了丰厚的短期回报，新进入者有可能成为更好的经营者，而联合和整合模式创造了前所未有的机会。医疗健康现在正处于其中一个时期。在 10~15 年内，该行业的运营模式将与目前完全不同。"重新定义价值"会越来越多地成为衡量以全新和完全不同的方式将医疗健康服务的中心回归到患者身上的指标。

***

广泛来说，世界已经改变，但医疗行业并没有。就像所有良好的孵化环境一样，这为医疗健康行业提供了突飞猛进和彻底变革的机会，并将维持数年。因此，很多像我们一样身处该行业或其周边行业的人也开始追赶和展望未来，树立新的责任意识以确保那些没有被关注的人群获得医疗救治，提高国家医疗系统的保障力。重新回归对患者有响应、负责任和以患者为中心的服务定位。我们正在直接面对我们已经建立的公司和商业模式，定义什么是有效的，什么是不起作用的，以及什么将在未来起作用。我们还比较了医疗健康相对于近年来已经转型的其他行业的地位。

但是，我们开展这一切工作的压力越来越大。

预计到 2025 年，世界人口将增加 10 亿，届时，将有 5 亿以上人口的年龄超过 50 岁。来源于多种渠道（包括联合国、世界卫生组织）同一年的预测数据显示，70% 的病患都为慢性疾病。整体而言，无论我们生活在什么样的国家和地区，我们的寿命都会延长，但与之相伴的是各种慢性病和并发症。

我们的医疗支出也会增多。在诸如美国、德国等发达国家，劳动力老龄化是医疗成本上升的关键驱动因素，其医疗支出占到 GDP 的 11%~18%；但在诸如中国、巴西等发展中国家，这一比例为 5%~10%。预计到 2030 年，总体医疗支出将翻倍，从 2015 年的 8.4 万亿美元上升到 18.3 万亿美元，且同期因慢性病一项损失可达 47 万亿美元（见图 2-1），世界上所有的主要医疗系统都面临着巨大的成本压力和潜在的生产力损失。

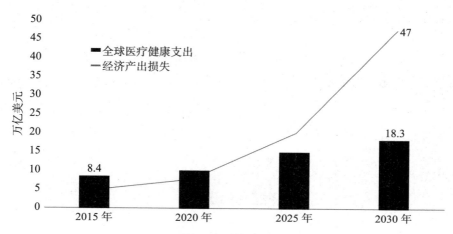

图 2-1　全球医疗健康支出和经济产出损失

资料来源：世界卫生组织全球健康数据库。

机遇

在此背景下，我们或许会落后于形势并遭遇前所未有的挑战，但是也有相当大的力量推动我们前进。

好消息是伴随人口老龄化和慢性疾病流行的增长（也可能是其结果），人们的"健康意识"也大幅提高，这为公司开发（并畅销）促进健康的消费品和服务产品线提供了新的机会。

这些产品越来越多地利用到了颠覆性的数字化力量，这也是我们所见证的变革的关键推动者。例如，内置可穿戴技术（手表或活动监测器等），甚至移动手机都能为顾客提供前所未有的追踪和存储健康数据的能力。因此这些设备制造商及其电子生态系统（应用程序商店等）会持续将医疗系统直接带给患者，从而改变了患者如何理解与医疗系统互动的本质，并使医疗健康看起来越来越像一个消费市场。

从电子病历（EMRs）和个性化基因组信息，到生活方式和个人健康等电子化数据，以及能够分析这些数据的能力，将是推动前所未有的洞察力并促进新药和治疗服务开发的科学突破的另一种变革力量。

医疗健康行业在使用这些数据的能力方面尚处在初级阶段，而消费市场、金融服务等其他领域则高度发达，这种不平衡本身显现出了一连串的机会。当外部宏观经济和人口趋势塑造了医疗环境，内部市场力量正在利用这些趋势改变医疗市场运作和服务患者的方方面面。

变革的迹象

颠覆性指标在所有重大市场变化中都是领先的，现在我们能在医疗健康中看到它们。

最近，在制药和医疗器械领域出现了前所未有的并购。仅在 2014 年，这些领域就有价值 4380 亿美元的并购活动。类似的趋势在保险公司中也很明显，传统的私人健康保险公司越来越意识到自己的规模不大。在美国，即使是最大的私人健康保险公司也只覆盖 10%~15% 的潜在投保人，以任何行业标准来衡量，这一比例都很小。这种意识正在推动超大规模的并购的发生，反过来也将推动通过大规模已理赔的健康索赔数据集的应用来加快医疗创新的步伐。

新的商业模式正在出现，它们正在打破旧的界限。传统上，有三种不同类型的医疗健康参与者：医疗提供者（提供治疗和服务）、医疗制造商（制药和医疗器械公司）和医疗支付者（保险公司）。然而，不同类型公司之间的传统分界线变得日益模糊。医疗设备公司正在转变为服务实体，提供导管室管理服务，并关注对特定患者群体的远程管理。制药公司也在关注服务。医疗提供者正在将服务从传统治疗方法扩展到家庭护理和出院后跟踪随诊。此外，我们也看到了新型的协作配对：医疗设备公司与制药公司、数字技术公司与制药公司、保险公司和医疗机构、保险公司与数字技术公司，等等。例如，诺华制药公司与高通公司合作投资，哈门那（Humana）公司收购了 Concentra。

新的参与者正在发出声音，并重新设定对未来可能性的预期。其中最主要的大金主是数字技术公司，它们带来了新的开发平台和合作模式。例如，苹果公司推出了一个为其庞大的消费者群体与对大规模数据集感兴趣的研究人员之间共享健康信息提供共享网络的应用程序。此外，谷歌公司的合作伙伴艾伯维公司（AbbVie Inc.）承诺投入 15 亿美元开展与年龄相关疾病的研究与解决方案。

所有这些变化都是在全面的行业改革的背景下发生的。

近距离观察医疗改革

诚然，我们正在走马观花地体验了一次医疗行业根基的颠覆之旅，但是当前的改革成果需要我们放慢脚步，仔细研究。

在这种背景下，改革是指为了解决无法通过调整现有政策和激励措施来解决问题的一整套广泛的变革。行业改革通常发生在有政府监管的领域，而这种监管构成了行业参与者的"参与规则"。毫无疑问，这是一种简化，有两个例子证明了这一点：竞选财务规则和银行业都进行了改革，第一个是限制和授权使用影响力资源，第二个是建立机构和新规则，以限制国民经济的广泛风险，保护个人的金融利益。

迫使医疗改革努力的根本问题是（而且仍然是）为患者、医疗机构、保险公司创造的价值并没有（而且仍然没有）与支出水平相匹配。多年来，该行业一直在增加支出，而这些支出并没有投在改善对健康的回报上，而是支付给了医疗程序，而这些医疗程序并没有达到应有的结果。在美国、荷兰、德国和许多其他地方，这种方法被称为"为服务付费"，它使用行为规范表、程序表和治疗分组来确定所做事情的报酬。因此，医疗服务提供者被激励在最紧急的情况下和最熟练的临床人员一起做"更多"的工作，以便尽可能地做到"行为规范"，从而使其收入最优化。销售治疗设备和诊断产品的制造商鼓励医疗机构和保险公司的关键决策者尽可能频繁地开处方或使用它们的产品和服务。

有了这些诱因，又没有一个以医疗成效来判断有效价值的市场，医疗健康成本在过去 10 年的增长速度超过通货膨胀率。的确，"为服务付费"的做法起源于我们需要更多的医疗能力、更多的设施、更多的医生和更多相关的医疗专业人员的时代，所有这些人的任务都是为由越来越多的熟练工人组成的私营劳动力提供医疗服务。然而，一旦达到了产能门槛，而且纯供应的价值降低，该行业也就失去了向以产出为基础转型的机会。

失败的医疗健康修订方案

事实上，过去有对为服务付费的关键点的勇敢尝试，那就是为投入付费的模式。例如，在 20 世纪 80 年代，见证了实施诊断相关组（diagnosis-relatedgroups，DRGs）的发展，它将医疗程序分为一系列紧密相关的活动，以便可以指定一个单一的付款价。它们的想法是，如果药物或治疗与特定程序或特定组无关，那么特定诊断的治疗费用将遵循历史数据汇总分析得出的标准。如果药物和治疗跟诊疗规范和疾病分组不相关，在提交审理报销时，特定诊断的治疗费用就会被质疑，可能不能报销，或报销较低。诊断相关组确实降低了费用和患者初次就诊的费用，但它们也产生了不利的诱因，迫使医院过快地让患者出院。它们没有为所提供的医疗服务制定质量标准；它们还允许医院和医生为按原来的诊断相关组分组治疗而导致额外的门诊就诊和再次入院的患者付费。因此，诊断相关组无意间导致了重新入院或接受扩大范围随访的患者数量增加。

20 世纪 90 年代美国开始了另一种尝试——包干付费。鉴于为服务付费诱发了过度医疗，包干付费限定了特定诊疗项目的上限，如冠状动脉搭桥或顺产。但是临床治疗最后变得比这套支付系统所能支持的还要复杂。不同地区的人口可能有不同的疾病谱以及由此带来的不同风险。该支付系统鼓励将重点放在更高容量、更高市场份额和正利润的特定治疗项目上，这往往限制了对常规或预防性治疗的报销并将其弱化。该模式还让人看到了不同的私人保险公司执行它们自己的包干付费方法，而这些方法通常期望医疗机构根据支付费用人员的不同来差异化治疗。这种模式已被证明很难实现，而且牵涉质量和稳定，也是不可取的。

引入成本控制和自由裁量措施的其他尝试也以失败告终。有些国家选择采取限制访问、创建队列或等待期以限制需求的政策；有些国家成立了相关部门或委员会，来负责批准或拒绝昂贵的治疗或药品的使用；有些国家限制了它们不想或没有能力支付的疗法、技术或手术的批准或商业化；有些国家将它们的医疗支出限制在 GDP 的一定百分比，然后建立机制来强制取舍；还有一些国家建立了技术评估小组，以评估新的治疗手段、诊断和介入设备，作为其可获得性和报销的基础。然而，这些方法大都最终失败了，它们只是为了控制总支出的增长率，并不是为了提高整体生产力、效率或国民产出。

真正的改革：为什么此次会有所不同

大家都已经认识到为服务付费的模式已经沉重得让人难以承受。我们越来越广泛地认识到这个模式是有严重缺陷的，仅靠调整是不会得出一个完全不同的结果的。同时，我们也看到了技术进步开拓了其他可行的解决办法。

考虑一下以下内容：为了根据投入（提供的治疗、执行的程序、采取的行动）的支付款项，医疗系统（一家治疗患者并寻求保险公司理赔的医疗机构）只需要有收录和编码的行政支持，并追踪用于特定患者和特定诊疗程序的费用和成本的会计能力就足够了。

对于基于产出或患者价值（最佳健康实现）和系统价值（以有效成本进行有效治疗）的支付，该系统则需要能够测量已实现的临床治疗效果。直到最近，该能力还尚未成为大多数医院、健康或企业资源规划系统的一部分。

如今，收集关于卫生保健的临床活动、患者预检的健康状况以及治疗后健康状况变化的数据已经成为可能。这些通过电子病历抓取的数据使改善管理医疗和获取结果成为可能，并为如何管理和获取结果制定了标准。此外，利用公开可用的数据，分析人员、学者和其他相关人员可以测算出患者群体的健康状况，以及其所辖范围内个体的健康风险。这也是第一次为建立以医疗成效和价值中心的卫生保健市场提供了可能性。

全球医疗改革保证了从体量到价值的迁移

以上这些进步还在助力和推动医疗领域的改革工作。例如，在美国，一部分医疗改革中已经实施了几项新举措。这些举措包括：根据 HITECH 法案，向医院提供资金奖励，以使电子病历技术得到实质性的使用（在质量、安全、效率和治疗效果方面达到一定标准）；以患者为中心的医疗之家（PCMHs）和问责制医疗组织（ACOs），在特定地区和特定患者群体中提供综合护理模式；互助医疗成为可负担照护行动的一部分；针对医疗机构和医生的质量报告以及医疗保险和医疗补助改革中心在不同区域和目标病患群体中试行不同内容和不同疗效的报销模式。上述这些举措大都建立在私营机构的参与程度和联合投资水平的不断提高的假设上，以便转换到以医疗成效和价值为基础的系统。

表 2–1 和图 2–2 说明了这些措施将如何取得进展，如何显著地淡化了基于服务收费的模式，以支持那些依赖替代支付（支付与医疗成效挂钩但仍提供规范诊疗）和基于人口的评估（与现实世界可测量的人口医疗成效挂钩）的模式。

表 2–1　　　　　　　　　　　　　支付分类框架

	分类 1：按服务支付——不与医疗服务质量挂钩	分类 2：按服务支付——与医疗服务质量挂钩	分类 3：建立在"按服务支付"框架下的其他支付模式	分类 4：基于人口的支付
描述	收费是基于服务的数量，而不与效率和质量挂钩	至少有一部分支付是基于医疗服务的质量或效率	一些支付与有效的人口和系列的医疗管理相关。支付仍由服务类型触发，但是有共享医疗资金和双方承担风险的机会	收费不是直接由服务触发的，因此服务数量也不与收费挂钩。临床医生和组织者的薪酬是以追求长期医疗效益来考核的

续前表

	分类1： 基于服务收费——不 与医疗服务质量挂钩	分类2： 基于服务收费—— 与医疗服务质量 挂钩	分类3： 建立在"基于服务 收费"框架下的其 他支付模式	分类4： 基于人口的支付

基于服务
收费的医
疗保险
	• 基于服务收费的医
	  疗保险是有限的
	• 大多数医疗支付与
	  医疗服务质量挂钩
		• 基于医院价值的
		  采买
		• 基于医生价值的
		  调整
		• 再入院/医院获
		  得性疾病减少
		  项目
			• 问责制医疗组织
			• 医疗之家
			• 绑定偿付
			• 全面的初级医疗
			  健康计划
			• 医疗——按服务
			  支付医疗补助的
			  金融校准计划
				• 合格的先锋者，
				  即3~5年的问责
				  制医疗组织

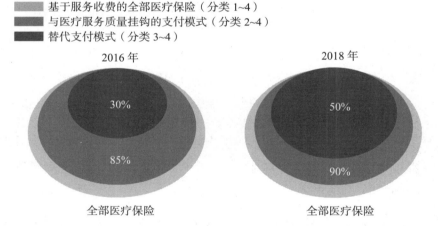

■ 基于服务收费的全部医疗保险（分类1~4）
■ 与医疗服务质量挂钩的支付模式（分类2~4）
■ 替代支付模式（分类3~4）

2016年

30%

85%

全部医疗保险

2018年

50%

90%

全部医疗保险

图2-2　2016年和2018年与医疗服务质量和替代支付模式挂钩的
基于服务收费的医保支付百分比

　　事实上，到2018年，这些基于绩效的报销机制预计占到保险支付比例的50%
或以上（在各种主要的慢性和急性疾病，如心血管疾病、神经退行性病变和某些癌
症的支付中，医疗保险能占50%或更多）。这就是我们坚信美国医疗市场会越来越
倾向于基于治疗、使用设备和护理的价值来定价的原因。

这一转变也为分担风险和提供先进的临床服务的模式带来了更多的机会，这些服务涉及远程管理和监护高成本、高风险的患者群体。此外，许多这样的举措越来越侧重于患者的参与、配合和责任。例如，医生质量控制系统和合理化建议是基于侧重于遵守标准、强调基础架构和质量控制一致性的奖惩机制。

但美国的真正医疗改革将通过更广泛地运行问责制医疗组织来实现。从本质上讲，根据一套共同的质量和成本标准，将急诊或住院医疗服务提供者与门诊和家庭医生为基础的治疗结合起来确定患者群体，通过达到或超过特定的群体健康目标，以实现共同分担医保基金缴纳和共同受益。通过加大风险与治疗的协调作为医保资金分配的额外要求，问责制医疗组织是以服务支付为基础的旧医疗系统过渡到未来基于价值的新医疗系统的桥梁。第一批 27 个问责制医疗组织共同分担医保缴费项目已于 2012 年 4 月启动，年底报告也公布了它们在实现目标方面的初步进展。尽管开始得比较低调，事实证明这些问责制医疗组织在运营的首年就降低了医保支出。

如表 2–2 所示，许多美国机构正在采用一种基于价值的医疗健康管理模式，该模式注重三个不同要素：人口管理、承付能力和患者体验。在实施该模式时，这些机构正在努力将其运营重点从群体和个人的健康数量，转向全面提升系统效率。

美国外科医生维韦卡·莫西（Vivek Murthy）博士一直坦诚地表示他对改革所寄予的期望："我的首要目标是让每个人、每个机构和每个部门……都可以问自己能为改善我们国家的健康和优势做些什么。"2015 年 4 月，他在接受《华盛顿邮报》（*Washington Post*）的采访时表示："我们目前面临的健康挑战太大，仅靠传统的卫生部门是无法解决的。"

莫西继续指出："我见过的许多患者都患有可预防的疾病和症状。这不是我独特的经历，全美各地的医生、护士都有类似的经历。当他们看到患者和他们的家人经历的痛苦和苦难时，他们会感到非常悲伤，并意识到如果我们有一个能够更好地照顾人类、比我们目前的系统更注重预防的系统，我们也许能够预防我们在当今世界中看到的许多疾病，并减少患者的痛苦和医疗费用。"

表 2-2　　　　　　　　　　　　　　　基于价值的医疗

人口管理	承付能力	患者体验
• 关注对健康更广泛的理解；协作	• 医疗 – 人口成本管理	• 质量
• 除了入院患者和急诊	◦ 可避免的医疗护理	• 以家庭为基础或近似家庭服务
◦ 预防保健	◦ 精算工具	• 患者参与
◦ 长期护理	• 收益 / 技术机遇	◦ 自我管理
• 人口健康和医疗成效分析	◦ 质量	• 患者满意度 / 维护
◦ 应用及医疗成本预测模型	◦ 电子病历及其他	• 以患者为中心的护理
◦ 条件识别和风险分类	◦ 市场份额	• 护理的可持续性
◦ 医疗成效测量	◦ 以患者为中心	• 患者黏性
• 健康和预防	• 运营效率 / 成本	◦ 处方
• 护理转型 / 重新设计	• 管理成本	◦ 项目
• 创新 / 移动医疗	• 管理风险承担协议	◦ 支持网络
◦ 文本、互联网、远程医疗	• 非传统收入来源	• 自我和家庭保健
	• 依从性和惩罚	• 患者可获得性提高
	• 应用、疾病、病例管理	◦ 多渠道沟通、患者参与、远程监控、远程护理协调
	• 复合医疗管理	
	• 临终关怀	

社会化医疗体系的改革

与此同时，在整个欧洲、日本的社会医疗体系中，为广大群众提供医疗服务是宪法权利的一个基本要素，其推动力是提高效率和效果。

例如，在欧洲，明显的趋势是基于人口或价值的偿付。与其他洲相比，欧洲老年人的比例很高，2020 年欧洲四分之一的人口超过 60 岁，慢性病将影响到其中三分之一的人口。相对而言，受限制的国家预算意味着，在 2009 年至 2012 年间，年度卫生支出实际上略有下降（0.6%），2020 年短缺 100 万名医务工作者。这些对立的趋势迫使医疗健康支付者寻找新的方法，以继续满足其公民的医疗健康需求。

它们的努力起步缓慢，因为它们努力解决关键问题，如数据隐私、资金水平以及公共和私人护理之间的平衡。所有这些举措都需要多方面的变革，包括技术、文化和医疗管理过程。

尽管如此，不同国家的卫生部门现在都在尝试多种替代模式和关系。从区域试点到全面转变医疗健康提供模式，例如，创建虚拟医疗中心，为不同条件的患者提供远程服务，同时将他们留在家里。

根据 2013 年欧盟委员会的一项调查，实际上，三个国家（荷兰、丹麦和英国）已经成功地将其 80% 以上的患者的健康记录数字化。尽管难题不断，但得以解决，并支持了全国范围内侧重于患者治疗效果和治疗协调的模式的尝试。丹麦在使用新的数字技术方面一直处于领先地位，包括远程监控、视频诊疗、远程会议（包括翻译）和图像传输。例如，在丹麦，新的糖尿病治疗模式已经使用这些系统来支持 GPS 协调护理或绑定支付给"医疗组织"。

与此同时，英国强调了对医疗健康成效更严格和更透明的测评，并将这些医疗成效与评估英国国民健康保险制度中医疗机构和私人医疗机构开发的新交付模式（例如，技术支持的远程参与和诊疗）中的试点项目紧密结合起来。在英国，2012 年的立法允许"任何合格的提供者"响应招标或由英国国家医疗服务体系设定的医保偿付，合同通常侧重于特定专业的治疗（比如放射学/诊断成像、骨科、眼科）。大型招标包括价值 8 亿英镑的老年人医疗和 12 亿英镑的癌症治疗。在这些英国国家医疗服务体系合同中，约 6% 的预算流向了私营医疗机构，后者赢得了近三分之一的投标，这是英国医疗服务体系结构的一大新变化。

法国也在迅速实施重大改革。法国政府认为，支离破碎的治理和不一致的政策是目前效率低下和缺乏以人口为基础的医疗重点的根本原因。据此，法国国家卫生部于 2009 年为共享卫生信息系统设立了一个卫生能力中心（ASIP），并为五个地区试点项目（三年内 8000 万欧元）进行招标，以发展多通道中心，支持慢性病患者（每个地区 200~1000 人）。鉴于经济限制，这些投标明确寻求新的经济模式的医疗服务，以使其能够在公共财政预算外获得资金来源和合作伙伴。

在 2014 年慢性肾功能不全和放疗癌症治疗试点的基础上，还有一些关于医院绑定偿付的重大新建议。就在本书撰写的时候，新的疾病管理方案正在国家、区域和地方层级进行试点。这些方案是由五个区域启动数字健康的国家改革驱动的。未来五年，新的疾病管理方案可能将在区域层级制定。

在 2015 年的《法国社会保障融资法案草案》（*France's Social Security Financing Act*）中，进行了关于诊断相关组改革的争论。2015 年 9 月 24 日，法国社会事务、卫生和妇女权利部长马里索·图乌林（Marisol Touraine）和法国预算国务秘书克里斯蒂安·埃凯尔（Christian Eckert）提交了法国 2016 年社会保障草案。2016 年社会保障总体计划为 30 亿欧元，随着时间的推移增加到了 60 亿欧元。作为其中的一部分，针对医院感染、再住院和住院药物使用的质量激励计划在急诊治疗医院中被提出。现在，新的卫生技术评估（HTA）准则要求大幅度提高报销的可比性或成本效益。虽然这些举措仍然有争议，但它们应该设定一个新的基准成本，以弥补因医疗资金短缺而造成的预算赤字。

在西班牙，联邦政府层面很少有所作为，但每个州都在推进自己的解决方案，以解决成本、能力限制和人口健康问题，越来越强调风险分担协议，并考虑到了无补偿的无效干预或治疗。大多数解决方案和新业务模式正在区域范围内实施。

西班牙巴斯克地区为小型地区实施独特举措提供了一个很好的例子。这一地区是欧洲老年人比例最高的地区之一，80% 的患者与公共卫生系统的接触与慢性病有关。难以估算的未来卫生支出迫使巴斯克地区卫生部门寻求一个对居民健康管理的全面改革，进而启动了 14 项战略措施来改造现有体系，以更好地支持慢性病患者。这项努力仍在进行中，自 2009 年起就由 O-Sarean 多渠道卫生服务中心提供的服务现已显现出扭转该地区医疗支出的历史上升趋势的势态。这些措施正在帮助患者保有知情权，并通过一个革命性的、受欢迎的远程医疗计划增加近 50% 的家庭治疗。最终在 2009 年至 2011 年期间，该地区因减少 52 000 名住院人次而节省了 5500 万美元的医疗支出。

随着其他领域不断夯实数字基础，医疗健康的演变得以加速。意大利的某些地区一直在招标解决从居民患病分析到设计和提供患者的临床治疗途径的方案，其目的在于更好地管理患者的康复治疗效果和医疗资源的分配。意大利的特伦托省一直是数字医疗解决方案的领导者，它正在使用其数字医疗平台 TreC（Cartella Clinica del Cittadino）来支持肿瘤、糖尿病、高血压和青年哮喘患者的远程监测和自我管理试点。

在瑞典，新的医疗技术必须由现有的医院预算提供资金，登记制度作为基于价值的激励机制，主要地区正在实施基于价值的偿付新方案。例如，在斯德哥尔摩，县议会和 Karolinska 研究所（一个主要的学术和区域医疗中心）正在合作，调整医疗基础设施、能力和支付模式，以促进居民健康，并更有效地将支出分配给最需要的领域。

在英国和一些西班牙地区，鼓励减少计划外再入院的医院系统在提高患者出院和远程监测的有效性方面取得了进展。例如，巴伦西亚的拉菲医院与埃森哲咨询机构合作，引领一项临床试验，以验证多种慢性病患者治疗管理计划对患者治疗效果和节约资金的潜在影响。该试验减少了 65% 的治疗费用，使 80% 的被试年均住院日减少。法国和意大利的其他医院已经发出了机密招标，以制订更好的计划来管理慢性病患者。

德国也一直在考虑改革，重点是遏制因外来移民和人口老龄化而不断上升的医疗支出。2010 年，公共医疗保险系统预计下一年的赤字为 90 亿欧元。由德国执政党基督教民主联盟（CDU）和德国自由民主党（FPD）组成的政治联盟通过了两项法案，这两项法案都于 2011 年初生效。其中一项法案使保险制度基本保持不变，但改变了公共医疗保险的融资比率，并采取措施鼓励竞争，以降低私人保险的费用；另一项法案致力于通过利用医疗保险健康基金的采购和招标规模来控制药品的价格。

顶级市场的不同发展阶段

全球各国的医疗正处于不同的发展阶段，从无覆盖到由药物批准、折扣和成本控制等传统手段控制的全民医疗覆盖，再到向对医疗成效负责的综合系统转变。这些医疗支付系统的改革和转向基于医疗成效的报销正在推动行业向前发展，并迫使人们反思适合这一产业的核心业务模式。

这次的努力可以并且是一直致力于解决整个医疗生态系统的潜在问题。这次的改革和颠覆将共同发挥作用，将支付的基础从投入转变为已实现的治疗效果，并对医疗系统产生影响。随着社会经济压力的增加，科学不断突破新的界限，以及新一代患者－消费者对更高综合服务能力和水平的需求，基因组、生活方式、医学、临床和科学数据的获得，加上使用和分析数据的方式将迫使我们所有人去挑战传统规范，以满足需求并解决日益增长的医疗成本危机。

从被动到主动

向基于价值和医疗成效的补偿改革改变了医疗健康系统针对患者来定位自身的方式。鉴于当今的医疗体系在很大程度上是被动的，它为我们提供的健康服务是基于我们的忍耐、电话预约、排队、在候诊室中等待以及我们跟医疗保险公司的周旋。而未来的医疗体系会成为健康维护和解决疾病问题的中坚力量。

美国的问责制医疗组织实体和欧洲各国的新公共政策成了对特定服务范围内特定患者健康的基本支持，这为它们提供了专注于维持患者健康的财政手段和激励措施。随着电子病历和技术的普及，许多国家的健康信息交流（HIEs）现在都有能力收集个别患者的数据，并将这些数据汇总在一起，形成患者群体的总体情况，然后识别个体患者与居民总体目标相比较的需求。

例如，在美国，预计近 95% 的患者和患者就诊将在各类医生诊室、门诊设施和急诊医院中得以记录，作为纳入医疗改革立法、奖惩机制的一部分。到目前为止，相关电子医疗病历激励计划的支出已超过了 209 亿美元（自 2011 年 5 月至 2015 年 7 月），对实践和现有基础设施产生了显著的影响。根据该评估，可以在特定指导下将消息和请求发送给该患者的主管医生及其所在的医疗机构；反过来，患者可以收到有关疫苗接种、营养咨询或对特定慢性疾病管理疗法的有效性进行正式评估的要求的通知。对于急性病患者或病情较重的患者，可以采取积极主动的治疗方案。如

图 2-3 所示，即使在 2012 年，电子病历系统的使用量也在以惊人的速度增长。

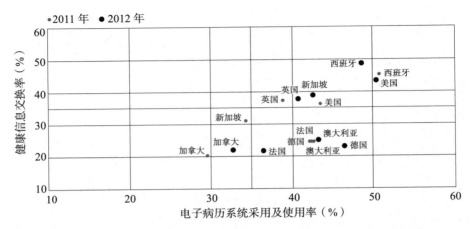

图 2-3　健康信息交换和电子病历系统在不同国家中的应用不断增长

　　保险公司也在积极参与医学预防领域，尽其所能地控制成本。总部位于南非的 Discovery Health 保险公司已在英国、非洲和亚洲部署了积极的"活力"计划。该计划为食用健康食品、定期锻炼并提供其 Fitbit 数据以展示其健康生活习惯的公民提供忠诚度奖励。保险人提供较低的保费，以鼓励他们展示其健康的行为；它每周和每月都会提供奖励。虽然最终目标是减少保险支出，但结果是让更加注重健康的人群将重点放在预防而非治疗上。

　　至关重要的是，制药、生物制药、医疗设备和医疗诊断公司拥有前所未有的机会来影响和实现变革。实际上，这些组织会在可能发生和将要发生之间掌握至关重要的环节。

　　随着外部环境的加速变化，许多组织看到其运营模式的核心要素的有效性正在下降，甚至开始成为阻碍其强劲绩效的障碍。几乎每家主要的制药、生物制药、医疗设备和医疗诊断公司都有机会和责任来重新制定其战略，在多个维度上规划自己的未来行动计划，对强大的上升趋势形成一致的反应，并关注于将更好的患者和经济成效作为新的方向。

医疗服务公司不可避免的战略选择

> 为了能在新兴的医疗健康生态系统中获得蓬勃发展，高层领导者需要做到：明确公司在患者治疗效果和医疗健康系统价值方面的市场定位；定义实现这些目标所需的差异化能力；创建由合作伙伴、合作者和个人组成的高性能企业。

当市场结构的基础发生不可逆转且不可预测的变化时（如在医疗健康领域所进行的那样），新的战略选择就变得至关重要。从数量到价值的转变不仅涉及重塑报销模式，还涉及改变那些做出许多关键决策的标准。价值将日益成为支持价格的一部分，并成为某些偿付模式的基础。价值也将日益成为变革的驱动力，不仅对于制造具有巨大影响潜力的专业产品的公司如此，对于仿制药的制造商和其他医疗服务提供商同样如此。

最强大的创新者将寻求尽早向价值模式转型，而其他创新者可能会在这些变化发生时着眼于收购、合并和机会性定价。对价值越来越明晰的关注也将为新的颠覆者进入该行业铺平道路，尤其是在数字医疗领域，正如我们所看到的，这一过程已经开始。战略决策将包括重新定义业务和运营模式，也许还包括跨地区、治疗区域和患者群体的多重管理模式。

***

无论是哪种类型的公司，无论它目前和预期想要提供的产品和服务类型是什么，如何创造价值是这个不断演变的医疗健康体系的成功关键。对患者而言，价值就是好的临床结果；对医疗市场的参与者而言，价值是可持续发展和盈利的能力。要做到这一点，高层领导者需关注其业务的三个核心要素。

- 在新兴的医疗健康体系中明确其独特的市场定位；
- 明确维持市场定位所必需的差异化能力；
- 创建一家高绩效的企业（即组织、层级和结构），并专注于市场定位。

这些要素构成了埃森哲咨询公司高绩效框架的基础，该框架迫使高管们向自己提出一系列问题，本章对这些问题进行了概述。以带来卓越绩效的方式回答这些问题，意味着要做出各种战略选择，以使组织的目标、方向和日常的执行变得更加清晰。最终，这些选择决定了组织所部署的业务模式。

市场定位

从历史的角度看，我们定义了三种类型的市场地位：领导者、快速追随者和奋斗者。领导者通常拥有可观的市场份额，即它们可以处方治疗的患者群在总的可能就诊的患者群的比例。它们在各种营销活动中也拥有大多数的"发言权"。但是，快速追随者地位有时比领导者更具优势，因为它们不必为新型药物开发市场承担所有相关投资（无论如何，快速追随者通常会积极地介入。不太好的是，它们必须和医师共同去"开拓"领先市场，为保险公司建立报销基础，并获得患者分类的市场认可度）。在"量产时代"，对于大多数公司而言越多越好，除了奋斗者之外，也就是那些由于内部管理原因、致命的战略缺陷或者无竞争力的产品而不能获得或维持市场认可度的公司。

但是，在要求越来越高、越来越以价值为中心的世界中，市场的定义和地位正在演变。上述的三种市场地位分类将不再起作用。相反，市场定位看起来更像是在复杂的地图上宣示所有权，用新的差异化和独特性在不同人群中创造了领先和快速追随机会的微型市场、展现价值的新途径，以及能够实现长期成功的新绩效属性。

在这一领域确定最佳市场定位首先要考虑的是广义上的在组织、客户和生态系统中的价值意义。换言之，高层管理者首先需要阐明价值战略。通过该战略，将产生三类运营选择：第一类着眼于新的收入模式和支付机制，以适应日益严峻的医疗健康经济挑战；第二类定义新运营模式的关键方面，着重于将功能、技术和服务作为用于处理特定患者疾病或情况的疗法或设备的补充，并为卫生系统增加价值；第三类解决商业模式中更大规模的变化，评估从基于产品的方法到纯粹的服务和基于治疗效果的方法的一系列选择，并为协作和参与患者治疗和健康奠定一个全新的基础。

市场定位 1：价值策略

我们可以从三个方面来考虑价值：治疗效果、医疗健康体系的收益和发展轨迹。价值战略应定义公司将为其提供特定治疗和生活质量结果的特定患者组、相对于治疗标准所提供的优势、公司在提供此价值方面的差异优势、其运营模式的关键特征，以及如何根据实现的价值对其进行支付。

价值战略应进一步界定交付给患者的治疗效果如何等同于或可能转化为医疗系统实现的价值。医疗系统的好处可能来自减少设备使用的工作时间，在偏远地区和紧急环境中提供治疗，避免手术干预和紧急干预之间提供时间过长的护理等潜在的源头。尽管今天仍然有可能获得报销而没有具体证据表明卫生系统受益，但我们认为这只是暂时状态。由于许多卫生系统（尤其是那些单一或高度合并的付款方）将其卫生资源限制在 GDP 的一定比例，作为市场准入的标准，那么价值成为标准只是时间问题。更直接地来说，价值战略将指导关键支持文件的结构——价值病历。病历应包含确定市场准入、人口覆盖范围和特定报销水平的数据和分析。它应该概述真实的数据分析、观察研究和可能的务实研究，这些研究将进一步证实患者群体的价值。

最后，价值战略应清晰了解患者的病程、关键的积极影响和失败点，以及特定的服务组合如何增强当前医疗健康服务提供者在确保积极而有意义的临床治疗效果方面的作用。它还将提供与患者期望的治疗效果和卫生系统目标最一致的语言和规范的指导，为内部和外部交流指明方向，并在目标市场中精准地定位该组织。

市场定位 2：形成新的合作伙伴关系

医疗健康、保健服务以及需要进行设计以帮助实现最高价值成果的一系列活动非常庞大。我们谈到了直接医疗健康支出在最成熟、最现代的经济体的 GDP 中所占的百分比不断提高。但是，正如我们对这本书的研究所展示在我们的面前的那样，最终那些被视为医疗健康支出一部分的活动已经超出了已有的内容。在高管阐明其市场地位时，也必须考虑这些因素。例如，与健康相关的服务，已经超出了正规医疗机构的范围，包括：医学的数字化方面，如基于家庭的传感器监控；专注于医疗依从性的患者数字化参与；统一的营养、活动和情绪状态监测；以及各种院外临床（如电话和远程在线护士和护理指导服务）和数字交互（如健康形象）。

在这种新的医疗环境中实现价值几乎肯定需要建立广泛的合作伙伴关系，甚至是合资计划。医疗健康变化的广度和范围以及不同区域交付系统的范围都表明，合作模式将会变得多样化。其中需要考虑的要素包括以下几点。

- **访问和获取真实数据的高级智能。**这些数据可为数字医疗计划、价值档案、基于价值的定价和合同提供了见解。协作和合作方法将在数据访问和全球 IT 云服务中占主导地位，这些服务可以整合和分析来自许多不同来源的数据。
- **数字医疗技术和解决方案的研究、开发和商业化。**各种远程传感器和监控器将出现在患者家中并作为可穿戴设备使用，这将推动将其数据集成和聚合为高价值解决方案的需求，这些解决方法可补充疗法和调节设备（例如植入式起搏器和除颤器）的特定生物学优势。你可以想象对患者说："这些数据触手可及。"同样，数字参与和洞察技术（例如，苹果健康工具包、研究工具包，以及谷歌智能手表）

将不断发展并进入标准实践领域。医师和其他相关的医疗健康专业人员也将使用决策支持工具，而这些工具将有助于提供循证，并结合对单个患者健康数据的有效佐证，提高医师诊疗的准确性，增强患者的治疗效果，并带来更大的价值。

- **建立区域基础设施，以提供基于价值的医疗解决方案**。对于组织组成目标市场的所有单个地理位置，组织通常很难部署定制的模式和方法。因此，我们期望看到一系列新的协作，将组织的成熟功能和模式从一个地理区域转移到另一个地理区域。

- **以价值链为中心的新协作和组合，提供新的实体和价值交付功能**。其中许多可能涉及医疗机构和医疗保险公司、综合医疗机构以及它们与制药或医疗设备公司的组合。

- **在有意义的时间范围内了解新的见解、新的方法和新的价值来源将需要协作**。未来的领导者会将其战略转化为协作需求，通常使他们当前和潜在的合作伙伴生态系统提供其总体价值和商业战略的信息。

市场定位 3：聚焦于财富和能力

一旦明确了组织将努力为医疗健康系统实现的价值，公司领导层将需要对组织的资产进行战略一致性审查，以期获得、剥离或与其他组织结盟来驱动达成预期的结果。2014 年诺华制药公司的重组就是一个很好的例子。诺华制药公司具有清晰的愿景和战略重点，从根本上重组了其投资组合，剥离了其动物保健业务，成立了一家独立的合资公司以促进消费者保健，并与英国布伦特福德（Brentford）的葛兰素史克公司（GlaxoSmithKline plc）进行了资产置换，可以加倍聚焦于肿瘤学科业务。在一年之内，诺华制药公司以针对患者的推动价值为目标的新产品组合重新定位了市场。

这个新的重点已经并将继续推动对基础能力和差异化能力的重新考虑。对于这些以价值为中心的企业，其中涉及：获得有关实际结果的数据，将这些数据引入先进的分析环境中，以推动对当前护理标准的缺漏和不足之处的理解，以及大幅度改善患者治疗效果和卫生系统价值的机会；重新定义产品，包括服务、技术和决策支持工具；从后期发现到全面商业管理，对创新管理采取更综合性的方法，带来新的数字药物形式，使治疗学或设备与服务和辅助技术相一致；定价和订约能力与成果和价值同步，其中卫生经济学是企业管理的工具，而不是市场细分能力；合作和伙伴关系是关键的执行方式；以绩效为导向，不懈地寻求改善患者治疗效果和卫生系统价值的方法是公司绩效的关键驱动力，是成果和价值，而不是数量。

市场定位 4：放弃现有的能力

与任何其他变化一样，某些现有功能，即使是按今天的标准也已经具有相当完善的功能，也不会成为未来差异化因素或独特性的来源。但更糟糕的是，一些高度发展的大规模原有功能可能会造成某种遏制，而采用这种新的工作方式和构建新功能的方式将不堪重负。高层管理者需要能够冷静客观地查看这些功能并逐步放弃它们。

例如，专注于交易数据的传统商业分析将无法洞悉给患者带来的好处或为承担风险的医疗机构或保险公司带来的价值。制药或生物制药公司的产品组合和渠道越专业，现实数据源就越关键。

同样，III 期临床研究数据对医保管理局和保险公司的影响已减小。因此，越来越需要减少这些试验的规模，以便仅关注监管部门批准所需的方面，为批准后的临床和观察研究保留更多的资金和新功能。

另外，销售人员的角色也在发生着变化。在许多治疗区域，传统医药代表对医生的访问渠道很少。即使医药代表被允许访问，医生自己也越来越无法确定自己的处方选择，而这越来越多地取决于制度委员会，然后被纳入电子病历集。因此，如图 3-1 和图 3-2 所示，在何处以及如何分配销售人员并将其整合到新的多渠道模式中将变得至关重要。

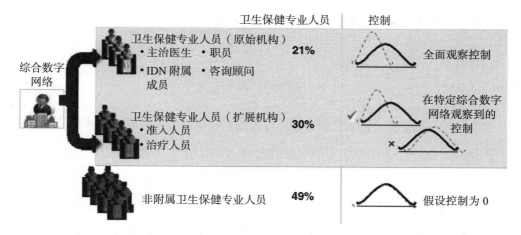

图 3–1　通过雇用和附属的卫生保健专业人员整合的交付网络的影响日益增加

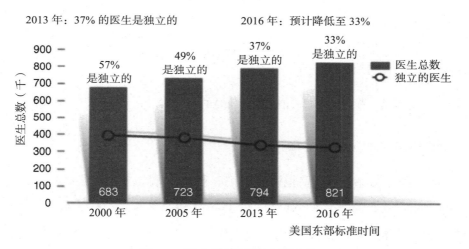

图 3–2　越来越少的医生是独立的

原有的定价小组也需要重新考虑。传统的定价领域通常都集中在同一治疗类别的现有产品上。因此，"优势案例"支持了新推出疗法的价格上涨。越来越多的仿制药正在颠覆这种方式。有许多方法可以有效治疗多种疾病，并且具有很高的经济效益。医保局对与临床试验结果一致的真实治疗效果的期望也是主要因素。它们希望看到切实的好处以支持它们的决定，进而允许在特定的定价水平上进行兑现和报销。因此，传统的定价团队可能会被商业团队、承担风险的医疗系统中的医保支付者所带来的新的需求以及日益增长的谈判彻底淘汰。

差异化能力

一旦组织的领导者明确了市场地位并推动该市场地位所必需的资产结构，他们就需要将注意力转移到更深入地评估组织的核心能力上。正如我们之前指出的，可能需要剥离一些资产，其他资产可能仍需要彻底检查。例如，保健产品公司的传统研发、供应链和商业筒仓需要在竞争组织的下一次迭代中以"适应目的"的方式进行客观评估。因此，医疗服务、数字技术和生命科学公司的高级管理人员需要回答几个基本问题：

- 需要具备哪些新能力？
- 是否需要淘汰、重塑或重组我们现有的能力？
- 组织是否应该专注于一组功能而不是专注于实现其战略目标的所有能力？
- 是否有其他更好的可填补战略能力差距的能力？

差异化能力：着眼于患者

医疗公司正朝着基于价值报销机制迈进，将治疗打包到一整套支持服务中，这些服务填补了医疗健康生态系统中缺失的环节，整合了有关患者对治疗反应的关键数据，并提供了一系列患者参与工具来增强治疗方法的有效性。这与其他以患者为中心的发展共同构成了领先的医疗健康组织新的核心竞争力——使组织能够将精力集中于患者而不是产品、集中于治疗效果而不是销售。这一核心竞争力要求对研发、供应链和商业运营的一些传统职能进行重组，并创造出新的能力。从根本上说，实体需要从以产品为中心的组织转变为以消费者或患者为中心的组织。在过去 10 年中，其他许多行业也发生了这种转变，但是医疗健康领域的医疗公司却适应缓慢。在当前的压力下，未来的成功取决于对以下领域的组织能力和组织结构的重新思考。

医疗事务部。与医疗健康向价值方向转型一致，需要从根本上改变制药和生物技术医疗事务部门的功能和相对重要性。过去，医疗事务部向临床医生和临床部门提供品牌原始和研究支持的信息，并监督药物安全。这是一项至关重要的职能，而管理风险的职能超出了对增长和收入模式至关重要的职能。但是，越来越多的基于价值的医疗公司正在通过特许的大规模、真实的研究为市场准入奠定了新的基础。相对于标准治疗而言，这些研究可以提供治疗方法的增量结果和价值收益，甚至包括对已实现的医疗成效有重大贡献的围绕治疗（药物或装置）的服务。

通过考虑有助于临床实践有效性的成套服务或者是某个产品的数字属性，重新定位的医疗事务部或基于价值的医药企业是可以整合新的数据信息的最佳场所。在如神经退行性疾病的新兴领域，联合收集患者的医疗、神经功能、患者报告的数据能优化诊断和治疗方法。使用广泛的数据集和多中心联合的方法，也能在当前已有的治疗、诊断和功能测试中起作用。其中一些方法已经用于改善患者愈后的效果，如儿童白血病是一个典型的例子，通过一个持久的临床和观察性研究项目，治疗方法从原来很差的治疗效果发展成为对于绝大多数患者都高度有效的疗法。医疗事务部将最有可能成为与单个保险公司或大区域健康系统形成广泛的、以人口为中心的协作。

销售组织。销售组织与医疗事务部形成鲜明对比。从历史上看，销售人员是公司与公司之间业绩的关键特征和差异之一，特别是在公司做疾病或治疗类别比较时。它证明合并和收购是合理的，因为当由同一组销售代表进行详细说明时，产品可能实现协同增效。随着价值的转移、大型卫生系统中决策权的合并，以及风险和目标向人口转移，作为传统模式的代表的有效性和作用范围正在下降。但是，需要哪些能力来取代它们呢？

对于某些公司而言，这些传统的销售人员将成为阐明组合产品和服务的价值不可或缺的一部分，从而为医疗健康提供者提供更高价值的医疗成效，并使他们了解服务，以通知他们的患者。制药、生物制药和医疗器械公司现在面临的决定是确定并追求与未来价值最契合的独特运营特色和能力，同时又要确保今天可持续的业绩，这无疑是一项艰巨的任务。

利用实际数据和高级分析来预测机会和证明价值的能力。 实际数据并不是新的，但随着它们在过去三四年中的可用性范围和规模，以及医疗机构和健康保险公司对它们的更多使用，它们必须在更大程度上被纳入战略发展中。把实际数据看作医疗健康中日益以价值为中心的经济基础。如果不了解实际数据所提供的信息，就无法对正在生效、没生效或只是缺失的信息进行洞察，就不可能获得最优的居民健康医疗成效。如果没有获得实际的数据和深厚的高级临床分析专业知识，任何生命科学公司或医疗健康实体都将无法管理治疗效果或价值。

实际数据也可以通过各种患者组织以及以健康为中心的社交网站和工具获得。这些数据倾向于以消费者为中心，处于传统临床观点的边缘，并结合了患者日常生活中的社会、生活和行为方式。这是一个新兴且具有潜在高价值观察的领域。患者宁肯花更多的时间远离常规的卫生设施和卫生保健提供者，也不愿与它们共事。这些数据可以提供有关疾病管理对患者及其患者家庭的有效性或挑战性信息，以及价值最大化的护理管理方面的见解。例如，某些疾病（例如多发性硬化症、心力衰竭和阿尔茨海默病）可能伴有大量的抑郁症。抑郁症可能会降低患者处理疾病自我管理方面的能力，从而导致较低的医疗依从性和选择可能有害的生活方式，进而加速疾病的恶化或恢复为急性疾病状态。

通过医疗机构和医疗保险公司之间的协作，产生越来越多提供临床和社交方面的真实数据。这些合作通常是针对特定人群或一系列对患者有益的临床问题。这种方法的价值在于，医疗服务提供者的全面合作与协作通常可以使特定患者群体获得更完整的访问权限和更完整的视角，从而加快医学观察，并为患者治疗管理提供更具体的概念或方法。

无论是生物制药、设备、护理提供者、健康服务还是健康保险公司，组织都将需要制定访问和协作实际数据的策略。这将是未来医疗健康领导者需具备的深厚技能和专业知识，它必将成为有意义的将被优先考虑用于商业化创新见解的来源。这些数据和支持的标准化分析将成为价值合同的收益，同时也是洞察新方法和服务的杠杆，而这些新方法和服务将改变医疗健康的治疗效果和价值。

产品供应。制药、生物制药和医疗器械公司已经定义了术语（内部术语）来描述以及对它们的产品进行分类。这些疗法可以是介入性的，因为它们阻断了疾病状态，恢复了功能，或者在患者及其疾病的生物学方面发挥积极作用。它们可以是支持疗法，也可以是补充疗法，或是姑息疗法，在生命结束时起到缓解和安慰作用。然而，所有这些语言都是以疾病和生物学为重点的：它反映了寻找某种化学、生物或电生理方法来治疗患者健康的一个方面，反映了对用化学、生物学或电生理学方法恢复患者健康状况的追求。它显然不是整体的，也不是集中在患者或医疗系统的总体治疗管理或总价值要求上的。

向价值和更广泛、纵向的健康数据的提供转变，使人们能够对医疗健康中的"产品"做出新的定义，这一定义需要成为产品的一部分，以便制定一项可行的战略。正确定义"产品"既可以提升交付价值、指导投资并开发新功能，还可以为医疗机构和健康保险公司的合作提供一个背景。这些属性可能涉及临床医生的特定工具（例如，对特定治疗方法的最高反应者的实时评估）、患者参与（例如，医疗依从性、生活方式的改变和管理、反应监测等）和患者护理管理（例如，基于远程和合作的方法，包括血压、体重、脉搏、活动水平和饮食的远程健康监测，以及数字活跃平台和个人之间的互动）。这样，治疗产品就是一个整体产品，提升了对患者和医疗系统的价值。

我们将重新定义的整合产品视为竞争差异化的基础，以及卫生系统或保险公司偏爱的管理方法的基础。这也可能成为患者偏爱护理或健康管理合作伙伴的原因，就像消费者可能会对嘉信理财公司、富达投资集团提出的理财建议，以及苹果公司为消费者个人电子产品和生活方式生态系统做出选择提出的所有建议表示强烈偏爱一样。

我们已经能看到，随着消费者偏好的不断变化，他们将从何人和何处寻求医疗健康信息。很显然，虽然他们的就诊医疗机构仍是一个主要来源，但在线和数字渠道的可信度越来越高，越来越被患者视为一种必要和有价值的资源。医生也是如此，其中一半以上的医生正在咨询数字资源工具，如 UptoDate® 和 ePocrates®，这些支持工具可以提升他们的诊断和治疗能力。

所有与医疗健康相关的组织都需要对其产品和服务有一个清晰的定义，并将其作为总体价值战略的一部分。这将引导人们重新定义传统创新过程，重新定义研发、创新资源的分配以及关键功能和合作伙伴的作用。尽管许多公司已经将数字参与和数字多渠道战略发展为执行典型的业务程序更有效的模式，但总产品的开发却截然不同。它是与数字医学紧密结合的治疗产品，其中数字和 / 或数字赋能的服务是产品的一部分，而不是其业务的附属物。无论是作为定价的依据，还是作为基于治疗结果的偿付基础，治疗学在其数字医学辅助工具的支持下都将成为创造价值的基础。

研发。在过去 20 年中，随着生产力的下降和成本的上升，传统的研发业务能力一直受到挑战。患者即消费者的新时代和数据的可获得性为传统功能提供了机遇和挑战。如我们所见，像吉利德（Gilead）这样的公司自我打破了专利保护的圣杯，并在推出新产品方面达到了新的高度，这些新产品可以在专利到期之前就"淘汰"了现有产品，而 23andMe 等公司则加速了促进"二氧化硅"研究的研发能力，传统的基准研究——临床执行模式正面临压力。新的研发功能需要更加朝着开放、协作，面向外部、数据驱动、技术赋能，以及以患者为中心的方向去发展。

供应链。传统供应链正面临挑战，仅仅拥有专注于产品生产和分销的复杂的全球化功能已经不够了。传统的模式是建立在高利润、专利保护的疗法和设备基础上的。在新时代中，患者会越来越期望产品的服务包装、交互式数字体验以及双向沟通渠道，以实现并促进创新和持续改进。而新型的供应链将抛开材料供应商而直接对接分销商，从而影响医疗健康供应商、患者和潜在的患者看护者的最终体验。对供应链的重新定义将整合那些能够实现个性化体验、保障医疗成效，以及扩大卫生体系价值的治疗方案、设备和信息流。在新时代中，供应链将扮演完成患者体验最后一英里的角色。这一过程需要提高服务能力、加强患者和客户的亲密度、数据驱动过程和与外部合作伙伴的合作，并将与医院、供应商、看护者和更广阔生态圈中的其他相关方的直接联系提升到一个前所未有的水平。

高层管理人员不仅需要按职能考虑整体功能，还需要在组织的广泛背景下来考虑整体功能。他们需要挑战传统的内部和外部界限，需要建立新的关键绩效指标、新的衡量成功的标准，以及整个企业的新的整合能力，以最大化地参与产品和服务的迭代发展。

绩效剖析

服务于全球医疗市场的以患者为中心、以价值为导向的公司的绩效结构与传统的以产品为导向的企业有着根本上的不同：

- 需要新的绩效结构来打破传统的障碍／孤岛，并将行为引导到患者治疗效果和价值的新规范上；
- 需要新的指标和关键绩效指标才能实现预期的治疗效果；
- 新的人才和技能可通过分析指导决策并通过技术和服务推动价值提升；
- 需要解决本地／区域和全球的考虑因素，以便服务于处在不同发展阶段的全球市场。

平衡全球、区域和本地市场

历史上的大型制药和医疗设备公司都是按品牌和地区组织的。品牌是不同法律实体的叠加，这些法律实体分布广泛，针对税收策略不断进行优化，并在爱尔兰、百慕大或其他地区拥有不同的具备知识产权的实体。之所以从法律上进行分割，是因为医疗健康的构成、采购和决策通常在本地市场比较强劲，因此当地组织具有重要的运营权限和控制权。最终结果是对本地模式形成"黏性"，从而将任何元区域或全球的策略降低为顾问层级。

但是，现在我们看到跨地区的临床和价值分析与基于价值的偿付相融合，因此，一个地理区域的治疗和数字医疗策略与另一个地理区域有着极大的关联性。换句话说，随着产品定价和报销的基础变得更加基于价值，决策越来越多地通过现实世界的数据和高级纵向分析获得信息，而产品既介入疾病的生物学，又为患者和医疗机构提供数字化医疗利益。我们将看到全球化平台和功能越来越重要，而这将挑战本地化（通常是高度嵌入式）的国家和地区组织作为主要绩效部门的传统角色。

所有治疗公司、医疗服务公司，以及越来越多的私人医疗保险公司，都需要对其区域采取差异化的战略方法，对其经营模式有着明确的指示。目前的证据表明，全球实体将在设定价值战略、创造现实世界的分析能力和重新定义产品方面发挥新的作用。显然，这些变化需要考虑到常规的法律结构、工作委员会的要求、患者和提供者的数据隐私要求，以及许多相关的考虑。然而，这种方法的一致性和利用难以复制的中心能力将是新一代领导者和绩效最好的佼佼者的关键特征。

现在，我们可以将市场定义为"基于价值""服务付费"或"过渡"，并将重点放在卫生系统或子区域方面。在该子区域中，医保公司与医疗机构的组合为特定的报销模式提供了背景，那么区域特征与覆盖范围的结合将构成一幅全景图，并将受益于特定治疗方法的患者群体的叠加。

在这种背景下，制药或医疗器械公司将其产品商业化的影响是巨大的。这些组织将构建一个更广泛、不断变化、朝着价值和风险方向发展的系统，并努力成为传统医疗报销体系中更好、更具成本效益的经营者。它们必须平衡为未来做好准备的需要，同时对反映当前运营模式的"旧规则"进行管理。如以下几个示例所示，在这两种环境中运营是非常棘手的。

选择抗感染药治疗急性感染的医院通常从品牌药的一系列通用替代品开始。对于急性感染，所用治疗药物的费用通常由医院承担[①]，并作为医疗程序费用的一部分。确定何时使用通用急性抗感染治疗剂而非品牌药物既是经济决策，也是临床决策。

诊断患者感染并选择正确的抗感染药物非常重要。错误的决定可能会导致患者住院时间更长，再次入院的可能性更高或病情更糟。然而，不同的医院将会采用不同的方法来管理决策过程。对于那些已经按价值进行报销的人而言，风险是他们将无法获得额外的报销，他们将承担可避免的再次住院的费用。在这里，医院有非常积极的计划，旨在减少治疗区域的再入院率，研究感染控制和其他可能有助于实现该目标的计划。但是，其他医院可能会延长住院时间，甚至可以归类为可避免的再入院患者，并获得偿付。相同的问题、相同的选择，在内部能力、流程和决策重点方面的反应却截然不同。

有句俗语叫"所有的医疗健康都是基于本地的"，这意味着所有医疗健康提供者系统的结构以及这些提供者之间的关系在不同地区都是不同的。现在我们可以说："所有的价值都是基于本地的。"一个国家内不同地区的医疗费用报销或筹资机构可能有所不同，这些主管部门的政策和方法也可能有所不同，有的侧重于居民健康治疗效果，有的侧重于价值衡量。相应地，这些地区的医疗机构也会有截然不同的结构、激励机制和绩效衡量标准。例如，直接承担风险的医院可能对利用其电子病历数据的分析解决方案越来越感兴趣，该解决方案可以使它们预测哪种微生物可能导致感染。这是一个非常细致的平衡过程，目的是确保在正确的时间为患者提供抗感染组合，以控制和解决感染，同时又确保处于避免可能导致耐药细菌广泛使用的目标范围之内。

同样地，请思考另一个例子，一个在医院急诊科最初被诊断为心力衰竭的患者，随后住院并稳定病情（例如用血浆分离置换法从肺部移除淤血），然后进行特定的疗

[①] 对于许多常见程序，例如冠状动脉搭桥术（CABG）或全髋关节和膝关节置换，医护人员的报销费用是固定的。分娩也是如此，在美国大多数州，正常的阴道分娩有固定的报销。所用的治疗和医疗/外科消耗品的费用按一单一费用偿付。

法并改变其生活方式（例如，降低盐的摄入量、利尿剂等）。而承受风险的医院可能会更积极地建议患者在家的安全生活（主动控制再次入院的风险和患者的整体健康状况），但其他卫生系统和地区可能会对心力衰竭患者群体给予不同的重视，并选择优化稀缺项目资金的分配。

我们需要承认的是，在商业、医疗、制造和供应链功能方面，这些差异化的结构将跨越治疗领域、广泛的区域、微观区域和患者自己所处的环境向价值管理迈进。

公司未来的责任

通过价值战略和新的运营模式来推动更高绩效的机会可以在多个层面上得到解决——公司可以着眼于各个功能领域、与新的市场定义的一致性，以及如上所述的新功能，来重新定义价值并驱动结果。

数字化商业模式时代新兴的真理之一是，如果仅仅基于他人或过去的最佳实践，公司是无法取得成功的。数字化或完全数字化的运营模式是基于对客户和消费者的响应能力的不断提升，对预期和预测能力的不断增强，以及对服务价值（顶级）和服务提供（底线）的经济性不断提高。我们可以将它想象为没有"应用商店"的智能手机，然后是在家庭和工作场所具有广泛应用商店、内容服务、交互式远程蓝牙设备的生态系统，以及可访问其他本地局域网中的设备和服务的 Wi-Fi 集线器的 iOS 和 Android 设备。埃森哲战略（Accenture Strategy）咨询公司在 2015 年进行的一项分析估计，关键功能领域的数字化重组可以使一家 110 亿美元公司的税前利润增长超过 27%。

通过现有价值链的部分数字化，制药公司可使其税前利润增长超过 27%（每110 亿美元收入，税前利润增加 10.4 亿美元），如表 3-1 所示。

表 3–1	价值链部分数字化之后的税前利润增长率
生产和供应	+11%（+4.1 亿美元）税前利润
营销和销售	+10%（+3.83 亿美元）税前利润
研究与开发	+3%（+1.24 亿美元）税前利润
支持功能	+3%（+1.18 亿美元）税前利润

该分析进一步预测，全新的数字化运营模式可以通过新的数字化，以价值为中心的商业模式将税前利润再提高 42%（+16.2 亿美元）。这种影响与单一公司的规模无关。

- 数字化将改变需求结构，让行业边界变得模糊，并赋能新的商业模式（例如，个性化卫生保健、预测性卫生保健、生活更健康，等等）。
- 新的商业模式将从传统的医药市场、聚合市场、授权市场产生收益。
- 只有那些抢在现有和新兴竞争对手之前投资的公司才能抓住这一潜力，并为下一代行业主导的商业模式建立核心。
- "无所事事"也是有成本的。该研究估计对于一家 110 亿美元的药物公司，"一切照旧"的运营将为其带来损失高达 11%。
- 市场份额将流失给竞争对手。竞争对手将通过部分数字化，新兴的内部和跨行业创新者通过新的业务模式，来吞噬现有收入，以扩大其市场份额。
- 此外，与拥有数字化运营业务的竞争对手（几乎占税前利润的 24%）相比，上市公司的平均股东价值将恶化，成本结构将变得不具竞争力。

在这个"患者即消费者"、数据极为丰富和数字化赋能的新时代，为这个被颠覆的医疗健康市场提供服务的制药公司，如果能牢记以下三条主要准则，将受益匪浅。

第一，真正的结构性改革势在必行。"一切照旧"意味着收入、市场份额、税前利润、竞争实力和股东价值（对上市公司而言）的损失。相比之下，通过各种功能的数字化、结构变化有可能使每 110 亿美元收入的税前利润增加 10.4 亿美元（27%），通过新的商业模式增加 16 亿美元（42%）。

第二，需要大规模的"功能数字化"和"新商业模式"。两者结合将使未来的税前利润和收入增长潜力最大化。功能数字化提供了新的成本和性能，新的商业模式成为推动下一代行业领先商业模式的助跑器。

第三，要抓住差异化战略，抓住竞争机会，抓住新机遇。生物制药公司最有效的数字化战略是为患者及其医疗健康系统的独特特征量身定制的。这些都是通过合作伙伴关系和新的数字功能来重塑价值的，并以不同的方式对微观地域和客户进行分层，从而使产品、技术和服务与众不同。这种差异化是增长的驱动力，并在伟大的颠覆和快速变化的时期提供关键的战略保护措施。

随着一些行业领先者及其战略决策的出现，以及新的医疗生态系统开始成为关注的焦点，一些组织所采取的行动为许多商业模式树立了典范。在第二部分中，我们首先会概述这些模式，然后再进行深入介绍。

Healthcare
Disrupted

第二部分
从战略到价值的新商业模式转型

Next Generation Business Models and Strategies

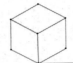

Healthcare
Disrupted

传统商业模式与新型商业模式

这是一个时代的终结，也是另一个时代的开始。医药领域正在出现四种新的商业模式。具有其他行业根基的公司正在进入医疗健康市场；企业家们也正在被数字技术鼓动，被增长、利润和夸大权力的承诺所诱发，来扩展"医疗"的定义。

一些公司已经做出了重大的战略选择。于是，几种高度差异化的商业模式正在固化。其中一些是机会主义的，它们利用管理人才及其能力，关注股东的价值。而大多则代表着实质性的变革——通过与患者和消费者的高度接触，重新定义产品提供的内容（如治疗、技术和数字实现），以及与医疗效果心照不宣或明确挂钩的收入，集中于改善患者治疗效果以及为整个卫生系统创造价值的全盘变革。

鉴于这些变化的范围，如果没有运用这些新的模式，大多数企业将依靠新型B2B关系和协作，有些企业则将长期信任的客户关系演变为合作伙伴和风险共享者，另一些企业将面对全新的公司和协议。

本章主要介绍我们在更高层级观察到的四种模式。从第5章至第8章，我们将深入讨论每一种模式，更加详细地评估它们如何被应用，提供实例，并验证其潜在的可持续性。

＊＊＊

在过去的五年中，我们看到了在整个商业环境中经过长期测试的商业模式所面临的巨大挑战。例如，特斯拉汽车公司已经改变了汽车产业的经济理念，并引入了基于产品、基础设施和服务创新的全新商业模式和客户体验。许多传统的汽车公司现在都在试图效仿它，将其业务的组成部分数字化，并迅速创新开发电动汽车，它们相信它们可以利用现有的基础设施和品牌在新的世界中与特斯拉公司竞争。然而，即使它们试图引入全电动汽车，特斯拉仍将继续领跑行业。

特斯拉公司的不同之处在于，它采用了一个截然不同的商业模式。零售归公司所有，而不是传统意义上的经销商；地点往往设在人们经常去的商场里。由于新功能通过无线互联网链接"推送"，功能得以不断完善。苹果公司以同样的方式创造了技术和应用生态系统。而特斯拉公司已经建立了一种倾听、学习和提高的持续关系，用户几乎没有对维修的需求（除了几个移动部件损坏导致的雨刮器和轮胎的更换）。那些如全电动马达和长效合成润滑油的耐用部件使大多数客户和现有投资的价值来源之间的互动变得积极。随便跟一个特斯拉车主谈话，你会发现，他们中的很多人认为，与他们之前所拥有的其他汽车相比，特斯拉给它们的体验是多么地不同。特斯拉公司自成立以来，其商业模式的设计不仅是为了发布创新产品，还提供了完全不同的卓越客户体验，这些客户体验正是基于充分利用现代数字技术的全球基础设施。

随着医疗行业历经类似的革命，生命科学公司也在重新审视自己在市场中的价值主张，并监测它们的客户群不断变化的情况。这些公司还面临着严峻的现实，即过去的商业模式并不一定是未来商业正确的"底盘"。我们还没有看到医疗服务行业的"特斯拉"。但是，的确有一些公司比其他公司更快地评估旧方法，适应新的要求，或者从整体上创建了新模式。

传统商业方式概述

从历史上看，制药、生物制药、医疗器械和医疗诊断公司，甚至是医疗机构的经营方式，在很大程度上都是相对简单的。它们的经营方式都是基于产品或服务的价格，当使用更多的产品和执行更多的服务时，就会得到更多费用的支付。在这种环境中，实际上有三类企业：仿制者、创新者和服务组织。治疗的价格类似于商品（专利到期和六个月的排他性），在很大程度上，无差别的医疗设备和用品同样如此。相对于同一类别或其他具有可比性的已投产品，专利保护创新者的产品会在一个溢价水平上被定价。而服务主要由急诊医院、非急诊（门诊机构或医生诊所）、长期护理（康复机构）和家庭护理组成。一般来说，尽管机构可能是综合交付系统的一部分，但它是围绕连续体的一个部分组织的，它们是以量为导向，而不是以价值为导向的。

经营环境的根本性转变

我们知道，随着经济基础从产量转向价值，经营环境的基本面正在发生改变。因此，竞争差异化的基础正在从过去30年中占主导地位的大规模生产（制药、化学化合物的生产）转变为更加分层的环境。在这种环境中，商业模式可以"主导"以下任何差异化因素：

- 非处方药（OTC）的原始价格和一般疗法；
- 主要由产品创新驱动的结果（例如，可以通过基因突变或患者疾病的特定病理生理学鉴定为患者提供高度专业化的药物）；
- 一个由产品和服务组合驱动的结果 [例如，涉及设备、产品和服务的综合疗法，侧重于患者，弥补当前医院治疗的差距，或在远程环境（如家庭）中补充健康医疗机构的治疗方法]；
- 一个完全由服务驱动的结果（例如，技术驱动的产品，这些产品致力于改变行为或与治疗学相结合的更广泛的健康 / 生活方式结果，如 WellDoc 公司）。

因此，曾经影响处方但不支付治疗费用的医疗服务提供者现在越来越多地面临着其开处方决定的风险，甚至变成了自己制定的治疗方案的购买者。曾经具有高度标准化的分摊付款或不直接支付其医疗费用的患者，现在可能需要支付大量费用。健康保险公司或支付者曾经只关注与美国食品和药品监督管理局（FDA）或欧洲药品评估局（EMEA）批准的处方规则一致的处方，现在需要根据真实数据来证明其价值。这些买家的期望和限制正在迅速转变。

全球医疗成本的压力、患者作为"消费者"的作用日益增强、用于沟通的无障碍访问和持续的数字通信渠道，以及用于研究和商业化的真实世界患者数据的可用性，所有这些都影响了关于价值的预期。因此，越来越多的人要求价格和支付方式反映这种变化。今天：

- 作为"消费者"的患者对于非处方（OTC）产品的选择机会显著增加；
- 医疗服务提供者、政府和健康保险可以越来越多地直接使用仿制药治疗药物，而不是选择凭借覆盖面和报销政策、日益减少的品牌或受专利保护的创新治疗药物中的一个；
- 专用疗法和设备越来越受到诸如英国国家临床医学研究所（NICE）等机构的价值审查或其他高级医保机构分析计划，或正在以诸如医疗保险和医疗补助创新中心（CMMI）等实体定义的新型组织进行报销；
- 患者作为消费者希望得到围绕他们产品的更多服务，并越来越愿意贡献数据，以得到更好的治疗效果。

这些变化的结果是，我们看到了有关如何支付制药、生物制药、医疗设备公司和保健服务费用的新方案。付款方式（付款的基本依据）以及由谁负责购买或付款的决定，都有变化。

通过招标或定期供应合同购买大量仿制药的市场将继续存在。我们还将继续看到较小市场和小众疗法的机会定价和小批量购买。但是，正在批准和发布的新产品可通过高级人口分析进行验证，将越来越多地根据已实现的价值进行支付。价值关联的支付可能既有现实证据支持的定价，又有与患者健康治疗成效和卫生系统经济价值有明确联系的地方。图 4-1 和图 4-2 提供了这一概念图，其中重点将放在不同组的患者、群体、实现的成效价值以及为实现这一目标分配的责任上。

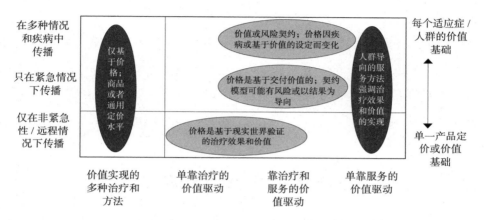

图 4-1　新兴的定价与价值模式 / 使用矩阵模式

资料来源：埃森哲分析。

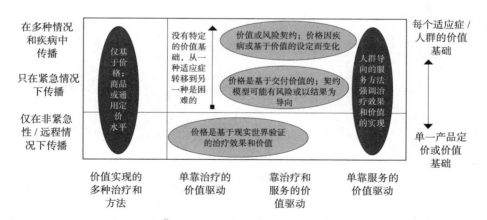

图 4-2　用于多种设置与显示的单一定价疗法越来越多地受到历史统一定价的挑战

资料来源：埃森哲分析。

众所周知，在未来，如果不正式了解将其交付给特定患者群体甚至个别患者的价值，我们将很难获得报销。现在，我们看到正规的卫生当局和私人支付者对疗法的普遍定价提出了挑战，因为相同的药物可能用于治疗不同的疾病，并且对每个患者群体都有不同的价值。这些评估的数据是可访问的，并开始用于使定价"价值合理"。

这些新的与价值挂钩的付款方式要求在接受新疗法、设备或流程的群体或个人与付款之间建立更紧密的联系。换句话说，一个基于次区域或严格区分的群体的本地治疗效果将是分析、支付和决策的基础。这越来越意味着财务风险正在从传统的卫生当局和私人支付者转移到对治疗效果承担全部或部分责任的区域卫生系统、其他医疗机构和新的医疗服务公司。

关于价值和支付维度的新模式

在这一背景下，关键的新兴模式正在成为焦点。精简其本质，并以第 3 章概述的战略选择为背景，这些模式可以分为两个维度：

1. 它们传达的价值是：

- 需要销售和交付产品或服务（做什么）；
- 接受者（例如，直接给患者、消费者、健康提供者、财务风险承担者）以及交付的方法和形式（例如，本身或与合作伙伴的产品或服务相一致或嵌入，等等）；
- 患者的必要参与水平（例如，患者使用一系列参与服务、一段时间内的坚持、一个治疗方案和 / 或使用远程传感器和监控器以实现价值结果）；
- 竞争差异化的基础（与其他产品相比，就治疗效果而言，患者在易用性、品牌信心或其他因素方面意识到的价值的增量增长）。

2. 谁为价值支付：

- 为产品或服务付款的客户（可能是消费者，也可能是政府或承担风险的医疗服务提供者系统），以及付款意愿的依据；

- 价格结构（例如，基于对患者和卫生系统可证明的利益的定价，基于治疗效果的合同等）；

- 在这种以价值为中心的环境中，该公司具备如何使自己成为一个更好的经营者的能力（例如，价值和成果，为实现和确保收益而安排的治疗效益和服务的总体组合，差异化和竞争隔离的基础）；

- 公司在多大程度上调整了收入模式，不再依赖于"从旧的企业到处方影响者"方法到"企业到风险承担者"方法（例如，这是一种企业对企业而不是企业对处方影响者的方法，在这种方法中，企业可能是公共或私人承担风险的实体，例如付款人或医疗服务提供者，这些实体为在当地进行支付改革而承担了临床风险和财务风险）；

- 作为消费者的患者如何与实现的价值和客户的支付意愿相关联（例如，是否需要消费者或患者激励实现总价值）。

新型商业模式

这里的新型商业模式既包括那些依托现有能力（可应用于差异化模式中）进行发展的模式，也包括那些运用新的价值资源和运营模式来颠覆自己现有运营模式以及其他既有模式，从而得以发展为新型模式，其主要收入来自大型风险承担者系统或大型健康保险公司。在第 5 章到第 8 章中，我们更详细地讨论了每一种模式。在这里，我们提供了简要的大纲，与第 3 章中开发的框架相一致。

新型商业模式 1：精益创新

这种商业模式源于古老的仿制药公司，结合了高效生产、严格的成本管理和投资回报率，先进的并购专业知识，以及在定价和市场准入方法方面可能有很大余地的情况下，对生态位治疗的关注。尽管它们拥有广泛的仿制药产品组合，但其财务业绩越来越多地归功于它们对创新产品的管理。

市场定位

在后"专利悬崖"时代，仿制药／精益创新者公司占据了越来越大的主导地位，在新的医疗环境中扮演着重要的角色。现在，它们以专利形式提供过去 20 年久经考验的高质量产品，其运营模式可为全球大多数政府和卫生系统维持有竞争力的价格。它们不再是"足够好"的阶层，而是医疗健康系统的支柱。它们提供了负担得起的获得公认的疗法的途径。它们的药品面向大型供应商、政府、分销商、医药福利管理公司（PBM），在某些情况下直接面向消费者。在新一代"精益创新者"的领导下，这些企业是优秀的经营者和成本管理者，将销售、一般管理费用（SG&A）和研发视为需要最小化和严格控制的成本类别。

差异化能力

典型的精益创新者是 Valeant 国际制药公司和艾尔建公司 [（Allergan PLC.，原阿特维斯集团（Actavis）]。这些公司在尽量减少研发的同时，把重点放在优化产品组合上，并利用合并、收购和剥离来推动股东回报。在极端情况下，这些公司的行为就像私募股权机构——根据业绩进行投资和撤资。从传统来看，精益仿制药公司拥有高效的全球制造网络和高度整合的供应链——这是最传统的大型创新制药公司仍在努力整合的东西。

考虑到它们的传统和新的商业管理模式，这些公司能够产生利息、税项和摊销前利润（EBITA）占收入的比例超过20%，能够与传统创新制药公司更多样化、专利的投资组合进行竞争。

绩效剖析

精益创新者是非常全球化和非常有效的。它们在传统上通过收购迅速增长，与许多创新者公司相比，它们在全球的一体化程度较低。这样做的同时，它们还挑战了许多传统上对创新者至关重要的高成本功能的必要性（即庞大的研发成本和销售人员成本）。作为收购者和高度优化的供应链引擎，它们有潜力颠覆许多模式，管理创新者的治疗产品，以获得最佳的盈利能力。它们还有潜力利用其巨大的覆盖范围和规模在治疗学方面向前整合与服务。虽然它们目前的许多战略都是金融和机会主义的，但随着以价值为中心的医疗支付环境和消费者参与的进步和主导，一些战略可能会变得成熟和分化。那些在未来几年未能实现这一转变的人将发现，他们的收购受到越来越多的监督和操纵，受到政府、卫生当局、医药福利管理人员和风险提供者系统的、更广泛的监督和控制。

新型商业模式2：以患者为中心的创新

这些业务仍主要集中在药品生产上，它们通过开发辅助服务、算法、分析功能等来寻求产品差异化，从而为产品经济学奠定新的基础，并为客户增加价值。用营销术语来说，人们可以将这些辅助要素视为"业务扩展"，尽管它们各自都有推动这种转变的潜力，但它们仍不代表基本的战略转变。

市场定位

这些公司一般是高科技、高服务、高价值公司，在许多方面属于创新前沿的公司。以患者为中心的创新主要集中在最严重的疾病方面——患者医疗负担最高和卫生系统资源负担最高。它们努力洞察在当今服务标准下什么是有用的，什么是无用的。他们愿意通过重新定义竞争模式来"重塑市场"，整合技术和服务以适应当前服务模式和资源的差距和不足，将市场转向基于价值的定价和偿付方法。它们在多市场中竞争——为了科学和关键的研发伙伴关系，为技术和数字基础设施的合作伙伴以及为满足最高需求的广大患者创造的价值份额。

差异化能力

重要的组织能力特征可以被认为是无情的——在现在和未来都是成功的必要条件。以患者为中心的创新为当下的疾病生物学、患者管理治疗自身疾病的征程带来了深刻的见解。虽然这些都是高度成熟的公司，但它们具备企业精神这一不寻常的能力，即如何将它们的规模、资源、网络用来承接患者的利益。它们的运营范围越来越全球化，能够受益的患者也越来越多。它们认识到创新医药公司过去是以产品为中心的实体，如今对患者和医疗系统有益的必要性要求他们聚焦解决方案，并在推进最高价值的新药品、设备技术、先进的分析和数字基础设施方面具有很强的能力。

在传统的"多元化制药"框架之上，它们正在利用和整合整个企业的力量，并在外部利用新的合作伙伴，将为优化单个产品销售而建立的结构从根本上转变为专注于销售价值的结构。强生公司和诺华制药公司在这一领域开创了致力于为创新、运营和销售创建强大的骨干团队的先河。在没有内部功能的地方，它们会与苹果、谷歌、高通和其他公司合作，共同推动合作伙伴关系，从而为医疗界提供新的产品。它们的结构处于一种变化状态，但这种变化是可控的，并且因市场成功而获得资金支持。

绩效剖析

以患者为中心的创新者很少被描述为精益创新。然而，它们却是公司资源的强大管家。最成功的以患者为中心的创新者是生命科学公司中绩效表现最佳的人，它们专注于短期绩效，但不以长期卓越绩效为代价。

这些公司认为重新定义行业的运营模式是它们的责任，即使其他人可以从它们的投资和经验中受益。它们高度重视人才，创造了一种能够招募、发展和持续激励最佳表现的内部环境。这些公司还推动行业逐渐以分析为导向，以价值为中心，并接受可能对患者有利的所有形式的创新。我们期望这些公司在未来几年内开创先河，并在运营模式指标方面产生重大变化。

新型商业模式 3：价值创新

通过完全聚焦于改善患者和临床治疗效果的商业模式具有很大的潜力，它可以使医疗系统具有更高的效率和效益。专注于这种模式的公司已经正式宣布医疗体系正在转向价值，而不是等待整个市场完成这一转变。它们将成为今天这一未来状态的"更好的经营者"，并积极塑造其道路和步伐。

市场定位

综合治疗公司专注于提供个人、群体和卫生系统经济成果的综合解决方案。这些公司将跨医疗环境与弥合医生和患者之间鸿沟的技术相结合。它们正在将干预技术（例如药物和设备）与监测和参与工具结合起来。它们提供了以前无法实现的解决方案，并填补了即使在使用最先进的疗法进行尝试的情况下，也不利于提升价值的关键空白。这些公司认识到，它们不再仅仅是治疗或器械公司，相反，它们通过其所具备弥合差距和纠正遗留医疗模式中的缺陷的能力来提供价值。

它们是真正的价值创新者。它们的客户是承担风险的健康提供者和健康保险公司。它们的计划专注于特定的患者人群，并针对其实现了一系列高质量的医疗成效。这些价值创新者正在将以产品为中心的公司的基本定义演变为以结果为中心的新模式。它们寻求为这些成果而非它们部署的产品付费。

差异化能力

这些公司需要具有与创新医药公司相当的研发能力，但是同样先进的医疗事务或循证医学组可以证明其价值。它们以分析为中心并且受到驱动 – 需要真实的见解来定义它们的服务，告知它们的合同和风险模型，并充当其健康授权和提供者系统交互的新"语言"。它们还需要可以充当下一代商业组织的新服务部门。在当前的环境下，我们发现许多此类公司与生态系统中的其他方（设备制造商、治疗公司、数字颠覆者、服务提供商和数据分析参与者）合作，旨在为患者和承担风险的卫生系统提供优质服务。简而言之，这些组织正在加速发展为综合服务组织，专注于为达成成果提供支点。

绩效剖析

我们观察到的大多数新兴价值创新者都是非常成功的产品公司，它们拥有领先的销售力量和高效的销售代表，与专业临床医生和高级管理人员有着密切的工作关系。它们现在专注于建立与卫生当局和承担风险实体的高层团队的关系。这种相关性源自它们对患者和群体有独特的见解，以及它们可为患者和卫生系统带来价值的解决方案的能力。它们正在学习如何衡量价值，将它们的总体战略和公司资源引到新的价值传递服务上，并在它们的组织内部激励从最高级的公司领导到一线员工的价值实现。虽然这是从它们的新服务部门内部开始的，但它将迅速跨越产品组、区域和功能。

新型商业模式 4：新型数字医疗

使用此模式的公司是领先的数字公司，通过将其技术、基础架构和开发人员网络部署到健康、保健和治疗管理中来"实现医疗健康"。它们还是精通技术的医疗健康公司，通过将数字驱动的倡议作为战略核心来实现"数字化"，而进入医疗健康市场的初创企业在其发现的系统中则看到了利用数字解决方案弥补任何差距的机会——无论是针对患者、医疗机构、医保局、生命科学公司，以及其他与健康相关的业务，还是以上所有方面。而且，它们是新兴组织，并可以在其他两种类型介入之前竞相填补市场空白。

市场定位

新型数字医疗公司借助其技术专长和规模来提供服务，通常是独立运营，或与上述以患者为中心和价值创新的公司联合运营。我们看到了这种商业模式的两种主要的变体。

第一种我们称之为"数字化医疗健康"。面向消费者和基础设施的技术公司（包括谷歌、苹果和高通）目前主要关注医疗健康服务。这些公司正在以一种可以更了解患者及其病情的方式，在数字世界中提供服务。将这种亲密关系与数字技术相结合，可能会破坏许多传统医疗健康公司的发现、开发、产品发布、实现和服务等功能。

这种商业模式的第二个变体，我们称之为"医疗健康数字化"。这些以医疗健康为中心的公司现在已经实现了数字化，并且很精明，它们试图通过新的战略和授权（包括飞利浦医疗和通用电气医疗）来颠覆自己和其他公司。对于这两种类型的数字颠覆者来说，消费者既是患者，也是健康自我管理者，他们认为持续、方便地获取有关自身健康状况的相关信息是有价值的。

这些公司有潜力改变医疗健康的含义。它们将传统元素（例如，来自电子医疗记录的数据）与新的信息数据来源（例如，个人监控设备和社交工具）结合在一起，并在消费者已经拥有并经过培训使用的设备和应用程序中提供。虽然这些在今天看来可能是较差的解决方案（例如，在可穿戴设备上的心脏监测可能不如你的医生办公室的设备精确），但它们是早期的产品，并且正在被快速改善。这些公司还以一种临床医生从未用过的方式收集数据——连续或至少更频繁地收集数据。总而言之，对于某些人来说，这些公司可能扮演着典型的颠覆者的角色；而对于另一些人来说，它们可能成为关键的合作伙伴。

差异化能力

医疗健康数字化公司正利用数字化技术重塑和重新定义其以前的商业模式，即提供新的价值，但由老客户支付。相比之下，数字化医疗健康组织带来的消费设备和应用程序渗透规模是任何医疗健康公司都无法企及的。它们与那些愿意持续参与和付费的消费者有着很强的、高度的亲和力。

绩效剖析

我们已经看到了新型数字医疗战略正朝着不同的方向发展。去数字化医疗健康业务具有一系列假设的运营经济学，这些经济学具有巨大的规模——一个国家的50%、数亿客户和 PB 级数据。它们所基于的经济学同样是数字化的，因为它们可以假设一种无资产的商业模式，该模式可以影响实体和其他医师资产（例如，优步提供交通服务但不拥有汽车）。它们的边际成本很低，这意味着在其健康生态系统中获得另一个消费者或患者的投资要求非常低。它们着眼于作为消费者的患者，相信赋予消费者的权力和保护——使患者拥有专家的力量、权威和信心。

相比之下，数字化医疗健康企业带来了医院和非卧床临床护理设施的基础设施和成本。它们正在扩展到远程环境，并在整个行业内进行整合。然而，它们的成本在其起源上是"医疗健康"，并集中在专业知识和精确度上。它们关注的是护理提供者和临床医生——把专家带到患者身边。

每一种模式都专注于为患者和提供价值的医疗健康系统提供一个系统和服务解决方案——这些都不是基于数量的模式。然而，其中一个重点是消费者作为个人健康管理者和被授权的患者。另一个则是提供数字基础设施和工具，使临床医生、健康服务提供者和风险管理人员能够超越其历史限制和势力范围，扩展到成本更低、患者定期投入时间的远程环境。数字化医疗健康体系具有深刻的颠覆性和强大的变革性。但现在为时尚早，最终的数字赢家尚不明朗。

混合模式以及其他新的解决方案

除了这四种不同的模式之外，我们还看到医疗健康服务提供者和医疗费用支付者之间的一些边界开始变得模糊。在美国，一些医疗保险公司现在开始提供医疗保险产品和保险范围，而且这一趋势正在加速。① 区域 ACO 是进一步的混合体，它使用技术集成来监督跨多个提供者的特定患者群体的护理。一些最大的健康保险公司，如联合健康集团，也已向前整合到初级保健医疗实践和健康管理。最后，更多以消费者为中心的改革正在进行，例如扩大个人终生健康储蓄账户（美国已有这种账户，但它们只附属于特定的健康保险计划），这是一种微观的自我保险机制，最终将可能在美国和其他市场形成一个相当大的资金池。一些人认为，这可能会催化医疗保险和医疗服务，就像改变了个人金融服务的产品和服务革命一样。

这种额外的背景问题最终将扩大可用于制药、生物制药、医疗设备、保健服务和数字保健的战略选择。合同结构和协作模式的特征和形式才刚刚开始探索。同样，最新风险承担者（例如，承担风险或从事有价合同的医疗服务提供者）和最新医疗服务提供者（直接提供临床和健康管理服务的医疗保险公司）可使用的新公司和服务选择范围表明了重新考虑其模式的广泛自由，它们不会将历史视为未来的最佳指

---

① 例如，在美国新英格兰地区，医疗健康合作方有一个名为社区健康计划的操作单元，它提供了在马萨诸塞州的保险交易所的医疗保险和私人保险产品。同样，大的区域系统如匹兹堡大学医学中心（UPMC）为其覆盖的区域提供服务和保险。也有传统模式如Kaiser和Geisinger等。

南。它们发现，未来以价值为中心、以服务为中心的数字化公司将越来越多，它们是实现人口和患者参与目标的最佳合作伙伴。

在价值时代，差异化战略有很大的自由度。该产品的定义正在扩大，不仅包括治疗实体本身，还包括更多的维度。医疗健康在医疗健康机构内进行的假设也正在让位于这样一种观点：为了降低成本、填补显著空白、提高整体质量，以及更好地吸引患者和护理人员，从而更广泛地推动价值，需要在这些机构以外的地方进行大量护理。我们已经看到以产品为中心的组织开始把服务作为未来增长和收入的来源。早期的结果表明，这些服务模式比传统的产品业务更有利可图，可以进入更大的市场。而这也与其他行业的趋势相似——包括保险、媒体和娱乐、喷气推进、运输和IT 云服务。正如我们在其他行业所看到的，提供按价值定价、持续整合新服务以及快速进入新市场的机会，都增强了收入增长的前景。由于这是一个新时代，有了新的和广泛可获得的技术，可供选择的战略范围也相应扩大了。

Healthcare
Disrupted

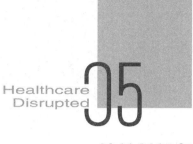

精益创新者

这种商业模式源于古老的仿制药公司，将高效的仿制药生产的最佳实践与并购专业知识结合在一起，并着眼于生态位治疗。

精益创新者是以产品为中心的企业。向这种模式演变的公司最初的运营模式是仿制药公司，但它们不再只专注于仿制药；市场压力和新的机遇促使它们进行自我改造，以专利产品和非专利产品进入未满足医疗需求的新领域。在写这篇文章的时候，尽管它们受到越来越详细的审查，但它们已经取得了经济上的巨大成功。

它们的与众不同之处在于，它们通常将仿制药领域的最佳范例引入大规模的效率、全球范围组织和精益组织中。这些公司领导团队的许多成员都具有深厚的并购和并购后的整合技能。

精益创新者模式的中心是收购专门开发生态位治疗方法的公司，这也是使它们成为许多政府和私人付款人审核的重点的原因。精益创新者利用广泛的成本效益计划和战略定价策略来使其收购的组织实现增长并挖掘其利润潜力。

它们越来越专注于创新，使用保守的方法进行适应症的扩大以及低风险、后期发展项目的研究与开发（R&D）。

***

精益创新者是典型的大规模和全球性仿制药公司模式的成功模式。它建立在仿制药业务的基础上，促进其所收购的创新公司的发展和利润率的提高。然而，它不仅仅是一个混合模式。它通过将仿制药典型的低销售支出、一般性支出和管理支出（selling，general，and administrative，SG&A）与私募股权公司的绩效思维相结合，可以创造出一些新颖而又极具竞争力的产品，从而创造出巨大的价值，并颠覆了传统的商业模式。

尽管如此，为了理解精益创新者模式，了解纯仿制药公司的发展、成长和繁荣的方式以及它们现在所面临的压力就显得非常重要。

仿制药系统及其演变

仿制药制造商将药品以低廉的价格提供给尽可能多的患者，因此，它们在整个医疗体系的演变中发挥了重要作用。有些人甚至认为它们改善了整个群体的健康状况。

仿制药市场于 20 世纪 20 年代首次在美国推出（拜耳公司因阻止仿制阿司匹林的销售而败诉），直到 1962 年美国食品和药品监督管理局开始要求制药公司证明它们的药物在投放市场之前是安全有效的。测试的高昂费用使许多可能成为仿制药生产者的企业陷入困境，直到 1984 年，即《药品价格竞争和专利期补偿法》（*Drug Price Competition and Patent Term Restoration Act*）生效。该法案也被称为《哈奇 – 瓦克斯曼法案》（*Hatch-Waxman Act*），它延长了拥有新药专利的时间，还授予制药商 180 天的非专利药专卖权，前提是要证明这种药的活性成分与它模仿的专利药相同，且作用方式相同（仿制药在进入市场前不必经过与专利药同样漫长的试验）。

可以预见的是，对仿制药的需求开始成倍增长，市场也经历了多年的持续增长。仿制药公司发现利用其制造基地和供应链的全球化规模，有利于它们增加提供的仿制药和治疗量。

因此，虽然大多数人可能更熟悉辉瑞、默克公司和罗氏等公司的名字，但一些仿制药公司，例如以色列仿制药制造公司 Teva 公司同样规模庞大且多元化。

从另一个角度来看，美国每年有 26 亿张非专利处方，其中每八张处方中就有一张是 Teva 公司的产品。①

有趣的是，Teva 公司是一系列可追溯到 20 世纪初的公司合并的产物。为了成为以色列最大的制药公司，它于 1976 年与另外两家企业（Asia 和 Zori）联手。此后不久，合并后的实体开始进行一系列持续的收购——仅在 20 世纪 90 年代就有五次以上——这使它成为今天的全球巨头。在《哈奇－瓦克斯曼法案》生效后不久，Teva 公司的业务扩展到了美国仿制药市场。

其他顶级仿制药公司，如 Valeant 和 Actavis，也通过在美国、欧洲和（最近）亚洲市场的收购实现了持续的增长模式。毋庸置疑，随着它们的成长，它们在尽职调查和合同签订方面发展了高效的管理技能——这些战略的关键杠杆依赖于对其他组织的有效评估和吸收。

它们还熟练地掌握了平衡变革管理和可持续的运营改进的艺术，以维持高性能。今天，领先的仿制药公司专注于并且强有力地满足合并后的整合成本和增长的目标，尤其擅长管理传统仿制药行业的高产量和相对狭窄的利润空间。在某种程度上，这可能是因为与同行相比，在相对精简和经验丰富的管理结构中，它们接受了高效管理高度多样化的产品组合的理念。一个额外的优势是，许多仿制药公司的高管在连续的收购中甚至与其他公司合作过。因此，它们经常带着高水平的团队内部经验和信任，以及平等合作的意向走到谈判桌前。

---

① 每年，美国有超过26亿张处方使用非专利药物。与之相比，每年大约有12亿张品牌处方。

不断变化的机会和不断增加的压力

仿制药公司面临的最大问题是，传统仿制药领域内的机会正在迅速发生变化。该行业的增长最初是由一些药物的专利到期或通过成功的策略使其核心专利失效所驱动的。这些药物主要用于治疗影响大量人群的高血压或高胆固醇等疾病（也称为大规模群体疗法）。在专利保护的情况下，这些疗法通常可以获得几十亿美元收入的药物。因此，成为第一个声称有权生产仿制药的人——从而从独家仿制药营销中获得六个月的利润——的价值是巨大的。[①]

然而，目前这些专利中的大多数都已到期了——许多是在过去15年里，在业界称为"专利悬崖"的情况下到期的。医学领域众所周知的大多数广谱人群的慢性病和疾病现在都被仿制药"覆盖"了。此外，价值最高的、专利即将过期的药品的比例越来越大，与过去仿制药公司仿制的药品有很大的不同。这些被称为生物制剂的新型药物来源于活的有机体，如人、动物或微生物来源，因此更难复制（图5-1和图5-2提供了有关专利悬崖的更多细节）。

以上并不是全部。仿制药公司还面临着其核心业务中的其他难题——考虑到它们巨大的投资组合，以及对整体市场上的杠杆作用相对不足。在美国，它们为患者提供了最多的治疗药物，但医药零售商如McKesson公司、Cardinal健康集团、AmerisourceBergen公司，医药福利管理集团（PBM）如ExpressScripts持股公司、联合健康集团子公司Optum或CVS健康集团拥有越来越大的权力来决定将哪一家仿制药制造商的产品供给患者。它们通过控制在配药点提供哪种仿制药产品来实现这一点。在中国（世界第二大制药市场），政府控制的基本药物清单（EDLS）控制着在每个区域内特定药物的处方报销。

---

① 卫生系统也因一系列高效的治疗方法遇到专利到期或专利挑战失败而成为仿制药并获得巨大的好处。这种好处体现在提高了以可负担的费用向广大患者提供所需治疗的能力。

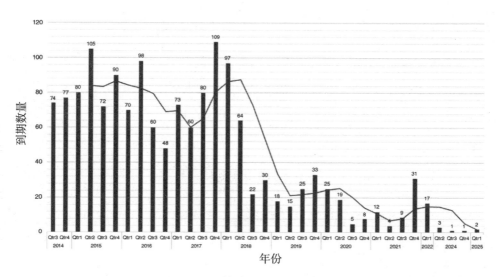

图 5-1　具有既定治疗等效性的药物的排他性失效（四个季度移动平均趋势线）

资料来源：FDA 的橙皮书。

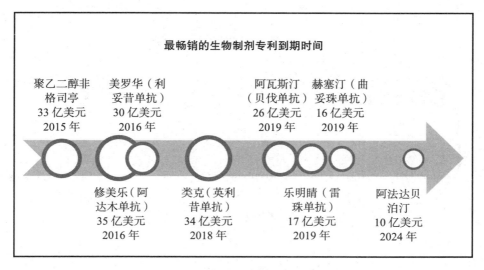

图 5-2　最畅销的生物制剂专利到期时间

药房零售商和医药福利管理集团还代表那些通过雇主医保项目获得报销的患者来管理许多慢性病定期治疗的邮购订单的履行。这些分销商通常会就特定产品或产品组合的独家或优惠价格进行谈判，以持续控制某些种类的药品，有时还会降低产量最高的药品的利润率。

心血管疾病的治疗是发生这种情况的最大类别之一。仿制药公司可能在某一类疾病治疗领域拥有最大的规模和经营范围，但与此同时，它们指导在哪里以及如何将其药物的治疗方法应用于患者的能力却很有限。

进入精益创新者模式

使用我们所说的"价值曲线"结构，精益创新者模式适用于"A"位，如图5-3所示。

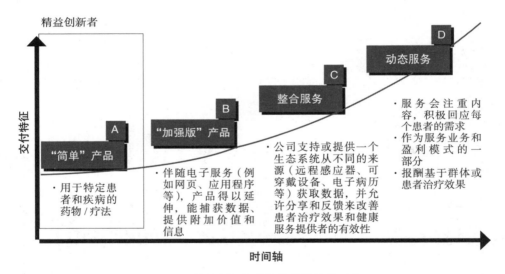

图5-3　精益创新者是价值曲线的第一步

资料来源：埃森哲分析。

然而，最重要的是，精益创新企业在两个方面是全新的。首先，它们的收购目标是被市场低估的小型创新产品。它们的重点不是产品的治疗价值和获得与该价值相匹配的补偿，而是基于相对排他性、有限的治疗选择，以及产品对医疗费用支付者有限的可见性和可实现的全部财务潜力。它类似于电子制造商"材料清单"中至关重要的一小部分，无法用替代品替代，但可能只占产品总成本很小的一部分。这些因素允许精益创新者有很大的自由来设定它们想要的价格。这是定价套利的一种形式，因为几乎没有控制措施或资源来仔细检查这些更小众的"混合"疗法的价格。而且，与任何套利机会一样，它将被精益创新者或保险公司/支付者的干预所阻断。

其次，精益创新者的运营越来越多样化，它们跨治疗领域、跨地域、跨合同模式运作。相对于传统的制药创新者，它们的收入远不那么容易受到任何一种产品表现的影响，但可实现的利润表现明显高于历史上的仿制药公司。这是一个强有力的组合。

Teva 公司

Teva 公司越来越多地利用其在以色列生命科学领域的地位，获得仿制药以外的机会。早在 1989 年，该公司就开始与以色列理工学院合作开发治疗帕金森病的药物——雷沙吉兰（Azilect®）。它的第一个主要新药克帕松（Copaxone®）于 1996 年获得美国药品和食品监督管理局批准，用于治疗多发性硬化症（MS）。Teva 公司推出这款产品时采用了以患者为中心的方案，并在 20 世纪 90 年代处于领先地位。该公司开发并建立了一个活跃的在线社区，为患者提供支持，并围绕产品为护理人员提供服务。所有这些产品都建立了一定的忠诚度和信任度。

这一战略为 Teva 公司服务了 20 年，并使其在 2014 年前一直享受到了与受专利保护的利基产品相关的最高和最低收益增长。虽然该产品现在已经失去了专利独占权，但该公司的做法为其奠定了一个坚实的基础。在此基础上，Teva 公司能够以一种新的、平衡的商业模式向前发展，这种模式能够适应多样化的产品基础。

克帕松专利到期后，Teva 公司的财务业绩立即出现下滑，这是意料之中的，这有助于强化精益创新者与纯仿制药模式的引人注目的经济效益。Teva 公司能够将精益全球运营与以患者为中心的项目相结合，这是它成功的秘诀之一。它的成功使它能够享受与其他拥有更大专利保护组合的大型制药公司相当的税息折旧及摊销前利润（EBITDA）。图 5-4 显示了 2009 年至 2014 年按专业药和传统仿制药分列的 Teva 公司业绩。

（单位：百万美元）

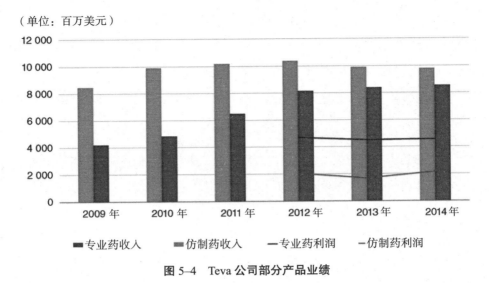

图 5–4 Teva 公司部分产品业绩

资料来源：埃森哲分析。

Valeant 公司

总部位于加拿大蒙特利尔的 Valeant 公司提供了另一个例子。Valeant 公司长期以来一直专注于在其庞大的投资组合中增加小型非常见病的治疗产品，此外，它还寻求一些较大规模的收购。最近几年，Valeant 公司（和 Teva 公司一样）寻求的机会是，产品有很大的提价空间，或者一些产品原来的经济运行模式可以通过削减研发、商业和营业费用来优化，以获得更高的利润和更好的现金流。

这些举动得到了回报。到 2015 年春季，Valeant 公司在财务经理和对冲基金中享有盛誉，并被列入高盛的对冲基金经理最喜欢的股票名单中。但在 2015 年 10 月，Valeant 公司的管理方法成了头条新闻新的主题，报道称对其定价和分销方式进行了调查。这导致其首席执行官 J. 迈克尔·皮尔逊（J.Michael Pearson）在 2015 年 10 月 20 日宣布："考虑到我们产品组合的演变，再加上最近发生的事件，我们很可能会减少专注于错误定价产品的交易（如果有的话）。"他进一步指出，到 2016 年底，研发支出将从不到 1 亿美元增加到 4 亿至 5 亿美元。对我们来说，这标志着公司正在完成创新周期，并成为一个精益创新者。

人们越来越认识到，一些精益创新者已经跨越广泛的类别大幅提高了仿制药的价格（在特定情况下，由于市场整合、供应限制和明确的公司战略）。但是，这些行动的机制需要做如下解释：

在美国，消费者最初是通过当地的药店零售商获得治疗药物的，而最终是通过药品福利管理机构（PBM）来获得治疗药物的。药店零售商（如沃尔格林或 CVS 健康公司）与 PBM 签订合同或使用自己的合同。有一个特定的公式用于报销品牌或创新者（专利保护）产品、仿制药和特殊药品：对于创新产品和特殊药品，该公司是平均批发价（AWP）减去代表分销利润的百分比，再加上配送费。然而，对于仿制药，PBM 很可能引入一个最大允许成本（MAC），这是计划支付给仿制药的最大金额。一般来说，当非专利产品制造商之间的竞争加剧时，PBM 将对非专利产品有六个月的独家期，之后会降低非专利产品的最大允许成本。

因此，PBM 在价差范围内运作：对消费者的健康和药品报销计划发起人（例如，雇主）收取药品费用；药房报销的费用较低；PBM 维持"价差"作为保证金。仿制药成本越高，对赞助商和消费者的整体定价就越高，进而价差就越大。例如，对于一个每月要服用 20 毫克的普通他汀类药物（治疗高胆固醇）的患者，患者或其雇主每月要支付 21.60 美元，零售药房将获得 10.83 美元的报销，PBM 价差将为 10.77 美元。近年来，仿制药生产商已经注意到，对于价格下降，医保局和保险公司会迅速采取行动；但是当价格上涨时，其对报销水平调整或反应的速度却很慢。

大型药房零售商面临的难题是，它们必须选择维持大量库存的程度，以便管理供应链，与药品分销商（主要公司是 AmerisourceBergen、McKesson 和 Cardinal Health）建立广泛的关系，或者前向整合进 PBM 的服务中。在它们管理自己的供应，仿制药成本更高而报销水平较低时，它们会遭受系统层面的损失（对于规模较小且独立的药店零售商来说，这不是什么问题，因为这些价格更加透明，没有报销的费用可以更直接地流向消费者或其他人）。

追索权是最大允许成本的上诉程序，这本身就代表了一种滞后。这也是为什么每个大型的全国性药品零售商都在考虑，或已经执行，向前整合到 PBM 服务或更广泛的关系中，并对治疗药物分销商进行股权投资。

这是问题的根源。旨在为患者和医疗机构以较低的成本广泛获得所需药物的非专利疗法，看似提升了系统为越来越多的新专业疗法提供资金的能力，实则增加了成本。其经济后果与当前的成本控制和改革措施不一致，因此，对这些做法的正式调查已经展开。

截至 2015 年 12 月撰写本书时，美国司法部正在广泛调查定价行为。由两党组成的美国参议院老龄问题特别委员会也启动了自己的定价调查，原因是图灵制药公司收购了抗感染药物达拉匹林（乙胺嘧啶），随后价格上涨了 5000%。这种药物是图灵制药公司于 2015 年 8 月获得的，是唯一一种美国批准的治疗致命寄生虫感染的药物，这种寄生虫感染会影响孕妇和艾滋病患者。

随着 2016 年 11 月大选前美国总统和国会周期的加速，此类调查及其曝光率可能会上升。凯泽家庭基金会（Kaiser Family Foundation）最近的一项消费者调查证实，处方药的可负担性仍然是美国总统和国会对公众的首要任务，因此短期内有关定价的调查和公众辩论不太可能减少。

Actavis 公司

最后来看一下 Actavis 公司。Actavis 公司从一个主要通过收购和并购发展起来的纯仿制药企业，已经成长为一家全球制药公司，其市场资本超过百时美施贵宝公司（Bristol-Meyers Squibb Co.）、礼来公司（Eli Lilly & Co.）和艾伯维公司（AbbVie, Inc）。它开发、制造和销售一系列品牌药品、非处方药和生物产品（其中，肉毒杆菌可能是最广为人知的产品）。在过去 15 年里，它收购了 10 家大公司，其中 5 家是创新医疗公司或产品——这些资产不属于其仿制药业务范畴——这极大地扩大了其产品组合。2015 年 2 月，在收购了 Forest 和 Allergan 公司的业务后，该公司宣布拟更名为 Allergan PLC，这标志着该公司将从一家拥有其他业务的仿制药公司转变为一家专业制药公司。之后，在 2015 年 7 月，该公司通过将其仿制药业务以 400 亿美元的价格出售给了 Teva 公司，完成了向精益创新者的转型。

Teva、Valeant 和 Actavis 这三家公司在收购和利用创新者产品方面的相对成功，以及仿制药行业的根本性变化和趋势，正在加速其他领先仿制药公司的商业模式和战略的更广泛的演变——这可能代表着创新者和卫生系统的深度变革。图 5–5 列出了这三家公司的收购战略。虽然许多领先的仿制药公司继续通过其传统的仿制药业务扩大其地理范围，但更重要的是，它们将其收购和合并后的整合技能带入了新的领域。

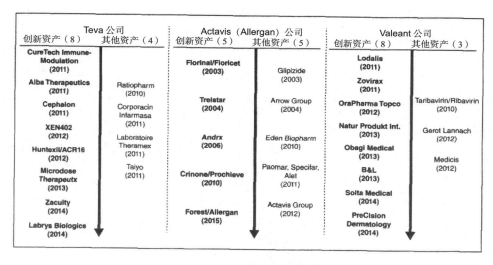

图 5–5　精益创新者的收购战略

资料来源：埃森哲分析。

精益创新者模式的初期挑战

精益创新者模式并不是一条万无一失的成功之路。正如我们所描述的那样，它已经在保险公司和风险承担提供者系统中面临着一些最初的挑战——对不断上涨的价格望而却步。考虑到这些价格上涨并不是与支付者协商的，也没有新的临床证据支持，而那些证明因改善的治疗效果而产生的溢价定价是合理的证据只有在批准之后才会产生，引起强烈反应也就不足为奇了。

此外，精益创新者正面临其他挑战，包括各国政府对高级分析技术和基于价值的定价结构的投资不断增加；具有横向和纵向一体化操作的私人付费者，将分析患者人口风险、定价，并相应地管理其服务，对区域和国家医疗服务提供商进行进一步整合。

在这个市场中，高级分析（在专家个人和机器模型的指导下，并关注人口、个体患者和产品）将带来降低成本并提高医疗健康系统价值的机会。因此，精益创新者的最终弱点在于，结果数据可能不会是积极且与价格上涨保持一致的。

然而，在当前的创新者模式中存在着太多的低效现象，在小型专科市场治疗药物中存在着太多的碎片化现象，以至于短期内无法减少这种策略的回报。

图 5-6 正好说明了这一点。典型的大型制药公司平均 EBITDA 利润率约为 28%，作为一个整体，单纯仿制药公司在这项指标上低了两个百分点，约为 26%，而精益创新者则超过了这两家公司，为 35.6%。这是在非常短的时间内推动可持续增长和经营业绩的巨大进步。

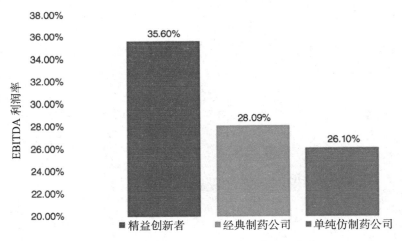

图 5-6 平均 EBITDA 利润率（2014 年）

资料来源：埃森哲分析．高绩效的商业研究，2015．这里的精益创新者代表是 Actavis、Teva 和 Valeant 等；经典制药公司是 Novartis, Sanofi S.A、Merck、GlaxoSmithKline PLC（GSK）、AstraZeneca PLC、Bayer、AbbVie、Eli Lilly 等；单纯仿制药公司是 Dr.Reddy's Laboratories、Mylan 等。根据 2014 年度报告整理。

精益创新者技术

总的来说，我们所观察到的那些致力于精益创新的公司，才刚刚开始有了让它们的整体财务实力和价值管理模式在市场上产生影响所需的规模。正如它们所做的，精益创新者的差异化战略正变得越来越明显。我们看到，公司可以强调采用精益创新者技术的三种最具希望的元策略：

- 利用强大的交易和财务管理技能；
- 扩大治疗药物的覆盖范围；
- 拓展新的合作技能以扩大影响力。

这些策略可以是离散的或互补的。

强大的交易和财务管理技能

希望使用精益创新者模式的公司应努力利用其当前的市场地位和能力，继续将重点放在并购、并购后整合、成本管理和战略定价上。精益创新者是以交易为中心的公司，它们拥有高度发展的交易和交易后的管理技能，但它们的原则可以得到广泛适用。它们看着其他公司，然后问："哪些资产处于停滞状态、管理不善或潜伏状态，从而为我们提供了巨大的价值提升潜力？"一旦它们发现了这种潜力，它们就会向前迈进，利用相对较低的资本成本和税收优惠的运营结构，在当前环境的支持下，整合差异化的技能和能力。在这个过程中，股东也会从中受益，因为收购带来的回报是传统管理团队用更传统的、以创新为中心的方法可能永远无法实现的。

覆盖范围更广

精益创新者的第二个主要策略选择是在三个关键维度上利用它们的覆盖范围：疾病覆盖领域、地理位置和卫生系统关系。除了高度进化的交易技能外，大型仿制药公司还拥有惊人的全球范围、强大的卫生系统关系和广泛的治疗领域覆盖。历史证明了，除了低利润成本的增量治疗或增加账户数量，很难以任何财务上有益的方式使用。但是，在未来的模式中，重点将不再是出售的单位，而是基于人群的疾病管理。精益创新者在这一领域处于优势地位。它们的疾病覆盖范围之广使患者能得到全面的治疗，而不是狭隘的、针对特定疾病的治疗。此外，它们的全球覆盖范围和关系使这一模式得以在国际上迅速扩展。

有趣的是，我们看到类似的公司正在使用这种策略。最近美敦力公司（Medtronic）与柯惠医疗公司（Covidien）的合并就是一个例子。美敦力公司 CEO 奥马尔·伊什拉克（Omar Ishrak）表示，合并背后的理由是使合并后的实体与大型医疗系统（例如，医疗健康合作伙伴凯撒医疗系统）的高层团队以及负责支付和卫生系统筹资的卫生当局更加紧密相关。换句话说，为了让大型供应商系统、付款人或政府的执行团队讨论交易或合同模型，生命科学公司必须发挥作用。公司在采购总额中所占的比例越大，它们的重要性就越大。美敦力和柯惠医疗公司的合并提高了其在心血管疾病治疗总销售额中所占的百分比，并使其得以探寻一些差异化的合同以及人口或疾病管理的机会。与传统的介入设备和医院用品相比，它们的产品线正在多元化，以增加相关治疗服务的销售量（远程患者监测服务与诊断能更好地监管更广泛的人群）。

与此类似，诺华制药公司和山德士公司（Sandoz）的合并创造了最新的精益创新公司。该公司能够提供一整套广泛的解决方案，包括口腔疗法、生物制剂和令人瞩目的创新疗法。从它在肿瘤和心血管疾病领域的组合来看，它创造了这样一幅蓝图——一个实体能够满足卫生系统或患者群体很大一部分的需求。到目前为止，这一治疗组合能够跨精益创新者、传统仿制药和生物仿制药独立发挥作用，但该公司正在推进一系列新的报销方案，强调为特定患者群体所取得的医疗成效和付款紧密相关。在它们的投资组合中结合疗法的解决方案可能是下一个自然的扩展。

我们希望较大的非专利药品公司能够创建一套差异化服务，从而使它们能够将其全球和治疗范围联系起来，以便更广泛地参与全面的价值传递。仿制药和创新疗法的结合正在改变这些公司的产品线，从而使它们与单一产品公司或纯服务实体之间的联系更加紧密。例如，拥有多种群体服务和临床决策支持工具的多元化精益创新者可以有效地"限制"或保证患者群体的成本。同样，这种签约形式将支持更长期的观点，并支持与其业务的资本密集程度相一致的投资组合。这些精益创新者最终可能成为服务于大型全球医疗系统的主要公司，成为那些未被收购、规模较小的创新者获得市场准入的渠道。

新的合作技能

第三个战略选择侧重于培养非传统伙伴关系，赋能非专利药品的范围和广度，以加深与关键的、高风险的卫生系统和潜在的大型私人或公共医保机构的关系。这种方法利用客户和治疗领域的覆盖，是最大的参与者在过去几年积累的。这些公司正在研究整个价值链，以及围绕患者群体或医疗系统现有和潜在的参与者，并询问："哪些能力和组合可以弥补重症监护的连续性差距，并共同为一些最高成本和最高医疗需求的患者群体提供统包解决方案？"

正如我们所说的，这些战略才刚刚开始出现。我们相信，它们将专注于大型风险承保医院系统和中等水平的医保机构，在这些地方，特定医疗领域的成本和经济效益能影响它们的损益。这些战略将通过保证治疗费用率或为制定广大患者群体费用上限而专注于管理治疗领域的风险，把治疗决策支持工具与提供这些治疗方法的能力结合起来。因为绝大多数疗法使用的都是仿制药，并且大多数疾病都有众多的治疗选择，所以这将鼓励人们尽可能使用仿制药。创新者制造商的常规冲突并不存在，因为这些冲突不是其特有的，而是广泛存在的，而且这些关系中存在着风险因素。

这些最终将涉及新形式的正式合资企业、共担风险合同，甚至合并——分销商与药品福利管理机构、纳入药品福利管理机构的仿制药公司（例如，ExpressScripts）、拥有医院 IT 系统和供应公司的仿制药公司（例如，Becton, Dickinson and Company）、拥有健康 IT 公司的仿制药公司（例如，Athenahealth、SureScripts、Cerner 和 Epic）。

"精益"经营模式的定位：执行、执行、执行

迄今为止，大多数精益创新者都是基于数量的重要竞争者。这正是它们对特定区域和卫生系统的招标机会、非常见疾病创新治疗市场所具有的吸引力，以及资本和能力投资合理性的吸引力的主要视角。

精益创新公司仿制药的基因给予了它们最基本的能力，并指导它们为未来进行磨炼。精益创新者管理着当前的运营，以持续提高生产率和成本效率。它们知道在哪些地方可以实现业绩改善潜力和合并协同效应。它们有执行能力，可以预见并自信地彰显性能改进的价值。它们设有一个内部机构来识别收购目标，来进行尽职调查，并在最少的外部支持下进行并购后的整合。

在过去 10 年的大部分时间里，Valeant 等公司平均每年达成多达 20 笔交易。这既是它们战略的核心，也是其绩效模式的核心。精益创新者的绩效管理体系关注于年度同比增长、交易后增长和利润率的提高、并购交易的启动和完成、总收入和总体现金每股收益的提高。它们明白，更大规模的交易为合并后的协同效应提供了更大的潜力，并相应地分配资源。另外，对业务的了解也会产生协同效应，因此，他们努力识别并将这些协同效应视为常规目标。价值创新者是过去几十年发展起来的体积模型的顶点。他们只看重"同类中最好"的目标的实现。

如图 5-7、图 5-8、图 5-9 所示的"哈维球"，说明了精益创新企业的市场定位、差异化能力和绩效解剖与第 3 章所述的埃森哲的高绩效框架是一致的。

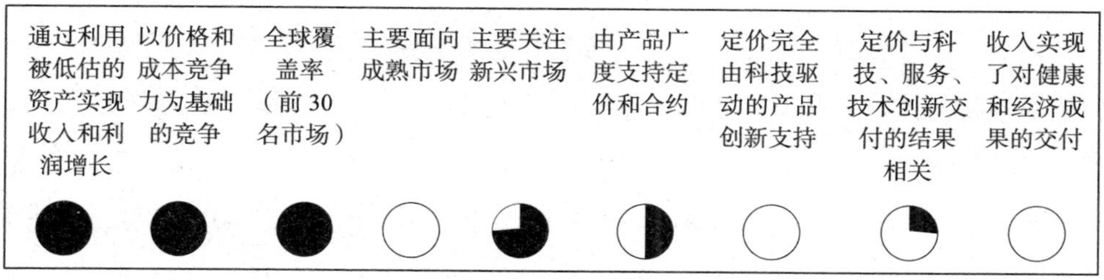

通过利用被低估的资产实现收入和利润增长	以价格和成本竞争力为基础的竞争	全球覆盖率（前30名市场）	主要面向成熟市场	主要关注新兴市场	由产品广度支持定价和合约	定价完全由科技驱动的产品创新支持	定价与科技、服务、技术创新交付的结果相关	收入实现了对健康和经济成果的交付
●	●	●	○	◔	◐	○	◕	○

图 5-7　市场定位（公司想在市场上占据怎样的独特地位）

资料来源：埃森哲分析。

关键参数：被称为"哈维球"的图形中的圆提供了跨类别和项目的定性比较。它们表明在一定程度上任何给定部分（或类别）是完整的、有意义的、具有代表性的或完成的。一个空白圆圈表示标准未得到满足；一个完全填充的圆表明完全满足标准。

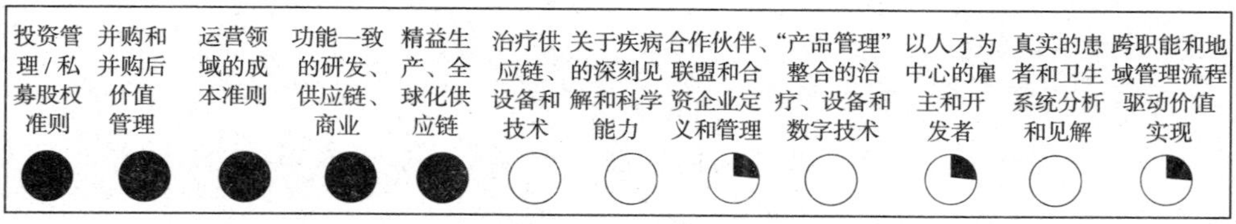

投资管理/私募股权准则	并购和并购后价值管理	运营领域的成本准则	功能一致的研发、供应链、商业	精益生产、全球化供应链	治疗供应链、设备和技术	关于疾病的深刻见解和科学能力	合作伙伴、联盟和合资企业定义和管理	"产品管理"整合的治疗、设备和数字技术	以人才为中心的雇主和开发者	真实的患者和卫生系统分析和见解	跨职能和地域管理流程驱动价值实现
●	●	●	●	●	○	○	◔	○	◔	○	◔

图 5-8　差异化能力（驱动市场地位所需的关键能力）

资料来源：埃森哲分析。

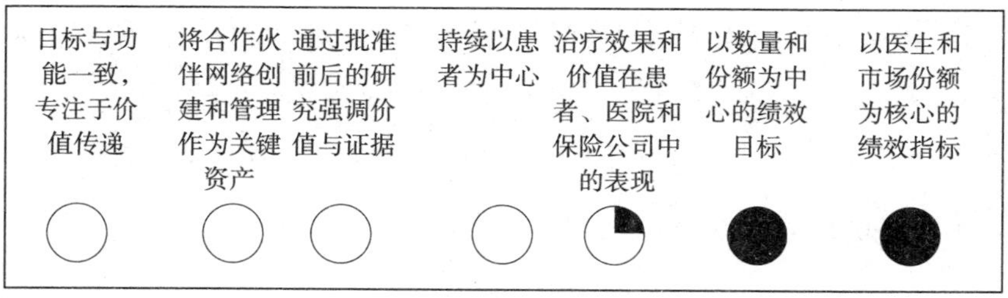

目标与功能一致，专注于价值传递	将合作伙伴网络创建和管理作为关键资产	通过批准前后的研究强调价值与证据	持续以患者为中心	治疗效果和价值在患者、医院和保险公司中的表现	以数量和份额为中心的绩效目标	以医生和市场份额为核心的绩效指标
○	○	○	○	◔	●	●

图 5-9　绩效剖析（如何组织成功）

资料来源：埃森哲分析。

精益创新者：破坏者还是价值先锋

精益创新者有潜力成为新兴医疗健康领域更好的经营者之一。它们的经济影响力已经引起了主要健康保险公司和风险承保机构的注意。健康保险公司——无论是健康保险公司还是药品福利管理机构——关注的是其基础业务中不断增长的成本，特别是那些与它们项目中的患者当前治疗相关的成本。当价格大幅上涨时，其他市场中介机构，如大型连锁药店零售商，可能会消化部分成本，由药品福利管理机构和医保机构在下一个财政年度转嫁。这往往会将风险转移回私营雇主，然后私营雇主自行投保，并提供医疗健康和医药产品保险，作为其雇员或消费者本身的福利。这些费用将通过其他报销方案产生级联效应，并影响到其他患者群体。总的来说，无论如何，这些递增的价格变化会在一段时间的整体成本相对持平后显著增长，与整体医疗开支增长趋势以及整体消费物价指数一致的目标背道而驰。

但是，即使每个消费者被开出的处方药数量增加，消费者对新药和非专利药价格上涨趋势的担忧仍在持续增长。随着政府和私人付款人审查机构对定价做法的政治审查的日趋严格，以及美国总统选举年的到来，当前的定价套利做法很可能会因为通过立法行动、付款人政策变化、投资者压力，以及来自负面公共反应的更广泛的压力而受到限制。

在过去 10 年中，幸运的是，纯粹的创新者的专利到期时间与新产品发布时间一致，从而提升了新的创新服务于目标患者的能力，而总体支出没有显著减少。因此，我们期望对成本加速上升的趋势采取重要的应对措施，包括减少获取途径、收紧处方标准、将成本转移到患者身上，甚至将其移除保险范围。

对于越来越多承担风险的医疗机构来说，这已经导致了其不可控制的支出水平，从而使其营业利润率下降。由于它正在冲击许多较小的药物品种和一些较大的药物品种，鉴于在电子病历或电子处方环境中有限的管理监督和技术规则，它们很难识别出特定的疗法，甚至难以控制支出。我们也希望在这里看到正式的回应，因为某些治疗方法被认为是不太重要的临床治疗方法，或者相对于疾病或健康状况的敏锐度而言价值不足。我们已经看到在可能的情况下将创新治疗试剂转换为口服仿制药的情况的出现。

　　最终，正在兴起的精益创新者模式将会得到发展，一些组织可能会专注于积极的成本管理和机会主义定价，而另一些组织则会利用它们的仿制药与创新者疗法组合，依靠合作伙伴的专业知识，成为更好的群体和疾病管理服务的提供者和管理者。长期来看，我们的观点是，更注重价值和群体的精益创新者将占主导地位，但机会主义的方法可能会在未来几年内获得高度积极的回报。

Healthcare
Disrupted

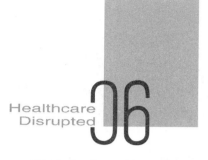

以患者中心的创新者

这种商业模式仍然主要以生产药品为中心，同时也需要开发辅助服务、算法、分析能力，以及更多地为产品经济学创造新的基础，并为客户增加价值。

仍然以产品为中心、接受"以患者为中心的创新者"模式的企业明白，开发和商业化疗法已不足以维持它们作为创新者的地位。它们知道，为了赚到足够的钱来抵消作为创新者的风险，它们需要转向以患者治疗效果为中心的商业模式。这不仅能提高科学的价值，还能满足新兴的患者即消费者和偿付系统的需求，这些系统正在为它们的报销费用寻找价值。

为此，它们正在集服务、算法、分析功能等为一体，并将其打包，为临床医生、医疗机构/国家卫生系统以及患者创造独特的利益。换句话说，以患者为中心的创新者正在采取大胆的举措，以扩大其产品定义的范围，超越设备、所生产的化学或生物实体的范围。通过在其产品中增加数字和服务维度，它们可以为客户提供强大的价值范围，并为其产品经济效益创造新的基础。

***

医疗健康和商业战略师克雷·克里斯坦森（Clay Christensen）几年前引入了一种称为"工作"的架构，客户可以通过该结构"租用"产品来工作。他们的想法不是让这些客户想要产品本身，而是让他们通过这些产品来帮助其完成各种工作。

克里斯坦森的架构越来越多地被应用于医疗健康，区别在于客户（患者、医疗机构和医保机构）不能仅靠产品（治疗、设备和诊断）来完成工作。关于卫生保健，这项工作（可能的最佳治疗效果）需要一种整体的综合方法。也就是说，没有医生、医保机构、其他医务人员、患者以及患者家属的额外支持，单靠治疗师通常无法完成工作。以患者为中心的创新者是最早参与提供一组工具和功能以补充其产品的概念的组织。

正如本书的前几章所讨论的那样，无论是私人的还是公共的医保机构，对临床医生提供的临床服务、开具的治疗方案以及所使用的设备的价值的要求越来越高。患者会越来越多地处理自己的医疗健康工作——有时是因为他们被迫承担更多的医疗费用；有时是因为他们缺少经济或其他方面的诱因来维持或改善自己的健康状况；有时是因为他们在理解和控制自己的治疗方面变得越来越老练。这一切都是他们在互联网、医疗应用程序和其他医疗健康设备上获得了大量信息的结果。而且，承担越来越多财务风险的医生和医疗机构会更加依赖一种经济计算方法，其中既要考虑疾病干预措施的潜在健康治疗效果，也要考虑其成本，以使前者最大化，后者最小化，从而为他们的治疗决策提供依据。

这些因素的融合正在推动美国、欧洲和其他地区的治疗、诊断和设备公司的业务和运营模式发生根本性转变。正如第 5 章中所述，一些公司（大多数是以前的纯仿制药公司）正在演变为精益创新者，采用精益创新者模式的企业位于如图 6-1 所示的价值曲线上的 A 处，通过瞄准有需要的专科领域，并通过交易以极高的生产效率和生产能力来使经济学发挥作用。

但其他公司开始在这条价值曲线上的 B 和 C 之间运作。这些组织将服务或辅助产品与其治疗方法打包，从而帮助患者、医疗机构和医保机构实现最高价值的治疗效果（以最低的成本实现最佳的患者健康）。

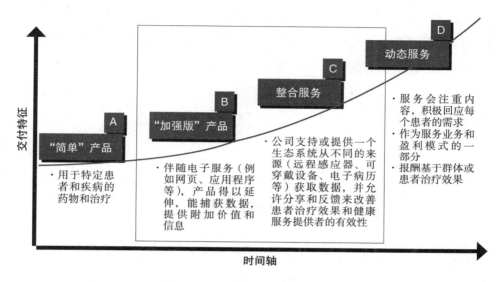

图 6-1　以患者为中心的价值曲线

资料来源：埃森哲分析。

　　举个例子，试想一个人患有一种特殊的心脏疾病，需要植入心脏起搏器。起搏器监测心律并根据需要自动提供干预措施。但如果不降低盐的摄入量和服用利尿剂，患者肯定会再次住院。我们想要的结果是让患者保持健康，远离医院，而起搏器无法独自完成这项工作。

　　同样，如果接受胰岛素治疗的晚期糖尿病患者没有检测血糖水平、监测溃疡和适当的滴定（在适当的时间为患者提供适当的药物量），他就可能面临预防性截肢和增加住院率的风险。在每一种情况下，患者的医生都会利用产品和设备来评估患者的健康状况，并为患者提供建议和处方。医保方评估风险，并提供它认为合适的支持。然而，解决方案——工作本身——在远离医生和医院方面花费更多的时间，而不是在其内部；患者（以及他们拥有、允许或启用的直接支持）决定治疗效果（在可能做出这种确定的范围内）。必要的系统包括有助于患者整体健康和积极治疗效果的任何人和任何事。

当前医疗健康风险转移的趋势越来越多地从医保机构转移到医生和患者（正如我们已经讨论过的，也重新定义了价值），但是，这些趋势并不会自动提供附加功能，以便医生和患者能够管理和满足这种风险的需求，因此，我们需要新的解决方案和新功能。医疗机构本身不具备这些业务，甚至不具备承担所有所需角色的能力。医保机构与患者的关系没有连续性，也没有填补缺口的授权。这些需求和差距为组织提供了一个（在不久的将来，可能是一种期望）可以成为以患者为中心的创新者的机会。

识别未满足的需求

埃森哲公司最近完成了一项对全球五个地区和七个主要治疗领域的 10 000 名患者的调查，以更好地了解如何通过聚焦一整套服务来弥补这些需求和差距，使患者在整个就医过程中受益——从疾病症状和预诊到积极的治疗和康复，详细信息如图 6-2 所示。

以下是调查所显示的结果。

患者的信息和支持需求在治疗甚至诊断前是很高的

患者大多认为，自己的疾病或状况始于咨询医生和进行任何正式诊断之前。实际上，这是他们报告遭受最大挫折的阶段之一。如图 6-3 所示，在接受调查的所有患者中，将近三分之二（65%）的人表示，预处理期对他们而言是最令人沮丧的时期，而他们最大的挫败感是没有获得健康处于风险的通知。34% 的受访者对自己几乎没有得到可能被诊断出患有某种疾病的警告感到沮丧。对于患有自身免疫性疾病（风湿性关节炎、红斑狼疮、多发性硬化症和炎症性肠综合征等机体攻击其自身组织的疾病）的患者，这一比例上升至 44%。

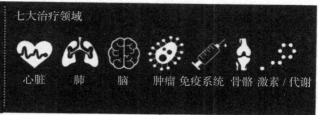

图 6-2　埃森哲全球患者调查

资料来源：埃森哲，2015。

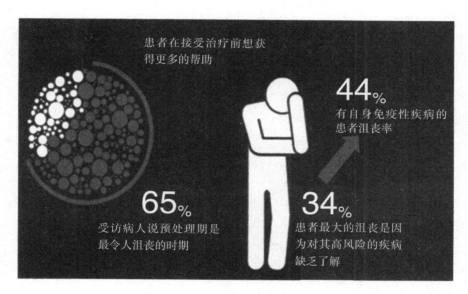

图 6-3　预处理期间的沮丧

资料来源：埃森哲，2015。

　　这种沮丧的根源部分在于患者感到他们对潜在的健康问题、根本原因、可能的治疗方法以及这些治疗方法的含义没有真正的理解。医疗生态系统似乎在要求患者对自己的健康承担更多的责任，以及通过提升自己的积极主动性来预防。然而，患者认为数据和建议的来源难以获取或难以理解。

患者通常不知道有哪些服务可以帮助他们

在最新临床研究的新闻报道、外科突破性进展的概况，以及与健康相关威胁的报道之间，似乎世界各地的每一个媒体渠道和平台都提供了源源不断的关于健康的信息。但当涉及有关患者服务的信息时，情况却截然相反。调查发现，平均而言，不到五分之一的患者（19%）知道他们可以得到的服务。此外，在所有治疗领域，患者对疾病的认知度都很低，从对骨骼、肺和心脏疾病低到 18% 的认知度到对癌症和免疫性疾病略高到 21% 的认知度不等。

当患者意识到服务的时候就会使用

患者利用所提供的服务这一简单事实使得如此低的知晓率所揭示的机会特别引人注目。如图 6-4 所示，调查发现近六成的患者（58%）在知道这些服务时便使用了服务。虽然具体患者服务的使用情况各不相同，但在提供的所有服务中，使用率仍然普遍较高。在被调查人群中，服务的使用范围从高到 69%（用于帮助患者获取病情的服务）到低到 47%（用于支持团体的信息）。正如克里·克里斯坦森所说的那样，患者试图完成一项工作——他们想要关于他们健康状况的信息，了解其选择和影响，以及重新获得健康或更有效地管理自己的状况。他们愿意，或至少试图在管理自己的健康方面采取积极主动和警觉的态度。

患者重视所有重大疾病的服务

患者不仅在知道服务后就会使用服务，而且不管他们所面对的健康状况如何，都珍视这些服务。绝大多数（79%）的受访者表示，他们使用的服务"非常"或"极具"价值。在所有疾病状态下都表现出如此高的满意度，患者的诊断范围从威胁生命的疾病（如癌症）到慢性疾病（如自身免疫性疾病或荷尔蒙疾病）。

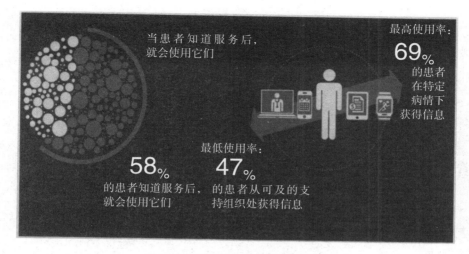

当患者知道服务后，就会使用它们

最高使用率：
69%
的患者在特定病情下获得信息

最低使用率：
58%
的患者知道服务后，就会使用它们

47%
的患者从可及的支持组织处获得信息

图6-4 当意识到时，患者就会使用服务

资料来源：埃森哲，2015。

患者希望他们的医疗健康专业人员成为他们管理健康所需服务的主要信息来源，但他们也认为数字渠道越来越可信和重要

如图6-5所示，绝大多数患者（87%）表示他们想要一个单一联系人来为他们提供服务，帮助他们管理自己的健康状况。大多数患者（63%）希望单一联系人是专业的医疗工作者。只有6%的患者从他们的保险公司寻求信息服务，对于制药公司，这一比例下降到1%。

尽管与医生面对面是患者愿意获取信息比例最高的途径（67%），但是数字化渠道正在不断取得进展，并且紧随其后（57%的受访者提到）。此外，年轻人（18~30岁）更容易接受数字化渠道，以62%排在首选的信息来源的前三名。

埃森哲公司的调查结果显示，有效地解决慢性和急性疾病患者的需求不仅需要深入了解疾病的生物学，还需要彻底了解疾病是如何影响患者及其家人生活的，以及他们在营养和锻炼方面的生活选择是如何影响治疗效果的。以患者为中心的创新者认识到了这一现实，并专注于此，旨在从整体上为患者个人提供价值。以患者为中心的创新者明确认识到以下事实：如果患者拥有新的工具和支持资源，并使这些资源成为他们生活的组成部分，他们就可能更成功地处理或管理他们的疾病，更成功地满足生活的需求。因此，他们更有可能去享受他们的生活。

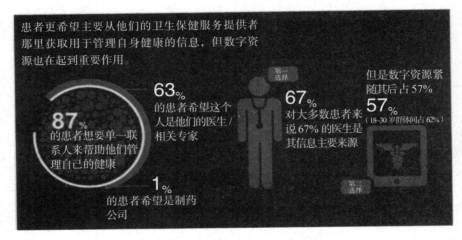

图 6-5　患者更喜欢的信息来源

资料来源：埃森哲，2015。

　　因此，以患者为中心的创新者的关键能力之一必须是培养分析单个患者情况的能力。埃森哲公司的调查显示了这种分析可能需要和揭示的一个例子。与调查一样，这些分析的目标是了解患者、家庭或个人护理者、医疗健康提供者，甚至潜在的健康风险承担者或支付者最重视的活动，然后为提供或协调这些能力构建一个令人信服的商业案例。

　　同样，大多数患者的护理都在医疗机构之外进行，并且由患者及其家人协调，同时远离医疗健康专业人员。在这种情况下，增加价值的关键是使这项工作变得易于管理和更好地管理。因此，对于以患者为中心的创新者来说，该产品不仅仅是简单的化学或生物实体；相反，该产品是可以带来治疗、经济和生活成果的命题。对于这些组织而言，以患者为中心的创新可能会对患者以及价值底线产生巨大影响。

创新以满足需求，填补空白

这不是制药或设备公司的传统角色。事实上，当我们为这本书做调研，并与医疗系统中所有类型的参与者进行广泛对话时，我们发现，制药或设备公司潜在地增强其更明显、更个性化的角色的想法是更具争议的话题之一。

尽管如此，我们认为这些组织也许有最大的动机和能力承担这一角色，并能做得很好。它们的治疗方法或设备的成败最终决定了其偿付体系，以及产品将来能否广泛应用于患者。它们关于一种疾病的知识具有现代性和前瞻性。

它们并不一定必须知晓管理患者生活的所有答案，但它们可以提供解决方案，使整个生态系统更有效地运营，以推动医疗成效。我们可以用苹果公司推出的iPhone、iPad 和 iTunes 等来做类比。它们本身都是伟大的产品，但它们对社会的重要贡献之一是它们促进了生态系统的融合（音乐产业 / 电影产业 / 书籍 / 游戏产业与全球虚拟消费者）；它们定义了新的运营模式、新的业务和新的工作方式；它们提高或改变了患者的期望，总体上使其过得更有价值。以患者为中心的创新者有机会在患者的生活和疾病的治疗 / 预防中发挥同样关键的作用。

有了实时数据、分析和见解，以患者为中心的创新者可以通过多种方式提高患者的参与度和实现的价值，并与医疗机构和医保机构进行更有效的合作。所有这些"全天候"的服务都首先关注患者——提供信息，并最终提供一系列针对患者的服务，这些服务比以往任何时候都更早地融入患者的生活。但是，退后一步，放宽眼界，我们看到新兴的以患者为中心的创新者具有以下特征。

- **重点关注诊断前阶段，提供预处理服务。**通过在医生和患者寻求最相关数据和最焦虑的时刻提供关键服务和资源，这些公司有机会影响患者和卫生系统的价值——为患者选择正确的治疗方法，并获得患者的积极参与以实现最佳治疗效果。
- **利用数字参与作为与患者沟通的补充渠道，但并非排他性渠道，这些企业将首先努力与医疗健康专业人员建立高可信度和高信用度的伙伴关系，为这些医疗机构**

提供可自行部署或利用的工具，以帮助患者管理其治疗。截至撰写本文时，已有超过 1000 个数字应用程序被广泛地提供给患者（由生命科学和健康服务公司直接提供给他们），但使用率极低。因此，我们不认为再推出一款应用程序是一个创新的解决方案。由于医疗健康专业人员仍然是患者最信任的顾问，这些个人是使患者了解他们可获得的服务的天然渠道。

- **它们将投资于患者和医生服务的质量和效果**。开发和推出数字服务和应用程序的成本和门槛都很低。渴望尝试以患者为中心的创新模式的制药、医疗设备和健康服务公司将重新考虑如何构想、启动、支持、沟通和协调它们的服务与卫生保健专业人员和其他关键利益相关者（包括医保机构、医疗机构、政府和药房）的关系。这些服务必须是健康生态系统的组成部分，而不是处于生态圈的边缘。它们需要在高级分析工具的指导下，跨越服务和合作伙伴进行整合。本着这种精神，战略对话将不再关注产品，而是关注患者的整体价值和卫生系统的治疗效果（基于如何将各种因素结合起来治疗疾病和改善患者生活的结果），以及产品和服务如何结合有助于实现这些目标。

尽管它们明显地走上了一条通往拥抱基于服务的商业模式的道路，但是以患者为中心的创新者们并没有实现这一跨越（或者参与到战略考虑中去，而这一举动可能会起到催化作用）。那些以患者为中心的创新者仍然是产品公司，它们已经开发出可以附加到产品上的服务；它们本质上仍然致力于产品销售（相比之下，价值创新者将在第 7 章中出现，它们确实实现了飞跃、销售整合服务，并将它们的偿付与这些服务的成功与目标群体的治疗效果挂钩）。

我们可以用一个患者众多的慢性疾病糖尿病的例子来说明不断变化的能力和方法，以确保以患者为中心的创新者的价值。思考一下：我们知道 20%~40% 的新确诊糖尿病患者从未开始治疗。在那些开始接受治疗的人中，40% 的人在八个月内停止服药。如图 6-6 所示，这是一种复杂的疾病，伴随着无数的临床、经济和社会问题，以确保治疗的启动和持续。

医疗服务提供者和
风险承担者

1. 护理协调
· 住院病人和门诊病人
  之间协调有限可能
  导致再次入院
· 碎片化的医疗设置
  （例如，医院、药
  房、医生办公室）
2. 临床医疗管理
· 患者经常爽约并缺乏
  就诊准备
3. 人口管理
· 对慢性疾病的患者缺
  少人口健康数据

患者

4. 难以管理的复杂性
· 通常有多重病情的时
  候，对很多自我管理
  的责任存在欺诈
5. 对病情和治疗存在误解
6. 情绪障碍
· 例如，缺乏动力、孤
  独、沮丧
7. 获得障碍
· 例如，购买力、交通问题
8. 与医疗团队缺乏沟通
· 例如，语言/文化障碍、
  时间限制

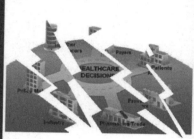

图 6-6　患者和医生眼中的糖尿病

资料来源：埃森哲研究。

在旧的方式下，如果糖尿病患者停止就诊，医疗健康提供者（医生或医院）的报销收入就将减少。在私营医疗保险公司之间流动性高和转换频繁的某些地区，这对患者的医疗保险支付人（通常通过患者的雇主签订合同）几乎没有影响。事实上，这可能会给支付者带来意想不到的"不利利益"，因为健康保险公司省下了为不遵守医疗保险相关条款的患者看病和用药支付的费用。更重要的是，健康保险公司可能不会面临任何长期的后果，因为患者可能会更换保险公司、更换雇主（或雇主更换保险公司），等等。其结果是，患者可能在两到三年后就不会被纳入任何医疗保险计划的范围。

同时，由于 2 型糖尿病往往进展缓慢，患者的健康可能不会立即受到影响。我们想知道为什么我们对缓慢发展的慢性疾病没有取得任何进展。要想获得真正的、可操作的行业内部数据信息，需要直接利用来自多个来源的现实生活数据，以了解当前的治疗标准、有效性，以及可能与患者和卫生系统的价值相悖的差距。如图 6-7 所示，以患者为中心的创新者们正在不断定义正式的方法和团队，以收集这些行业数据信息并将其转化为服务架构。

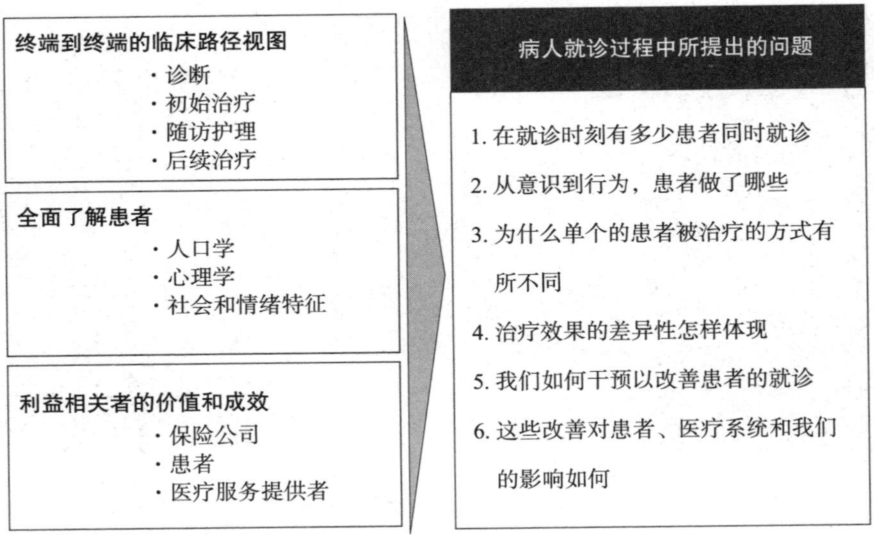

终端到终端的临床路径视图
- 诊断
- 初始治疗
- 随访护理
- 后续治疗

全面了解患者
- 人口学
- 心理学
- 社会和情绪特征

利益相关者的价值和成效
- 保险公司
- 患者
- 医疗服务提供者

病人就诊过程中所提出的问题

1. 在就诊时刻有多少患者同时就诊

2. 从意识到行为，患者做了哪些

3. 为什么单个的患者被治疗的方式有所不同

4. 治疗效果的差异性怎样体现

5. 我们如何干预以改善患者的就诊

6. 这些改善对患者、医疗系统和我们的影响如何

图 6-7　定义患者的路径

资料来源：埃森哲研究。

　　"以价值为中心"的患者历程可以在"利益"中产生关键数据信息，这些数据信息可以是以下方面的组合：（1）我们应该关注患者以得出可行的数据信息；（2）对于差距、缺陷甚至情绪困难的时刻，我们可以有益地进行干预或提供更明确的支持；（3）这些患者居住和接受治疗的微观区域的"相关成效"。这些相关成效在国家、子区域，甚至承担授权/风险的医疗健康提供者组合中都有所不同。

　　这个框架允许那些以患者为中心的创新者将所有这些数据信息结合在一起，形成一个有明确价值目标和行动指示的清晰观点，并成为各种保健场所或承担风险的医疗机构协作的框架（并提供专业术语），因为关键的可操作的数据信息与三重目标框架相一致，如图 6-8 所示。

　　这些分析都是严谨的，可以将关键的临床数据、观点与行为和实践（例如，获得具体报销方案的资格、获得接受医生预约的托儿服务符合特定报销计划的资格、获得托儿服务的资格）进行汇总。这些共同构成了"利益途径"，成为以患者为中心的创新者要部署的服务人口和个人医疗协调架构（见图 6-9）。

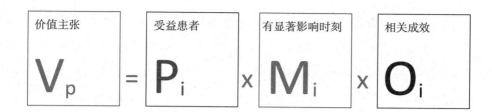

价值主张	受益患者	有显著影响时刻	相关成效
V_p =	P_i ×	M_i ×	O_i
生物制药给三重目标带来的价值，通常基于以下的组合：	最需要／受益于干预的亚人群通过以下方面来定义：	就诊流程中对患者治疗效果有显著影响的时刻，例如：	相关成效测量是在三重目标中医疗服务者和保险公司最感兴趣的：
·治疗资产 ·患者服务 ·医疗提供者交互	·社会经济学 ·临床试验价值 ·诊断	·医疗措施 ·治疗决策 ·患者行动	·质量 ·成本 ·满意度

图 6-8　以洞察"利益"为导向的价值战略

资料来源：埃森哲研究。

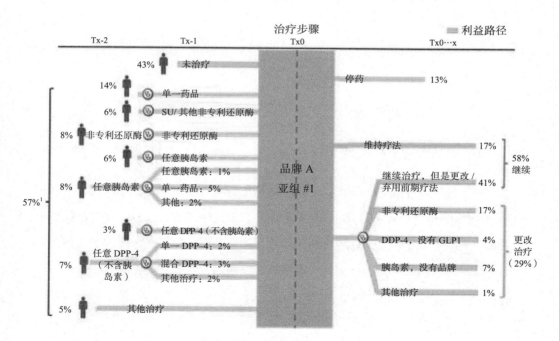

图 6-9　埃森哲患者"利益途径"模型

资料来源：埃森哲研究。

因此，最终以患者为中心的创新者有可能成为新医疗生态系统中更强大的运营者。它们的地位很难实现，也很难维持，但作为一个以患者为中心的创新者，取得稳固地位的总体回报和价值是明确的：与关键的、高影响力的、杰出的医疗机构建立更深入的伙伴关系，有能力与患者直接互动，并作为在疾病治疗中一个正式的合作伙伴部署服务。

对于正在苦苦挣扎的以产品为中心的公司而言，需要注意的是：对于一个试图将服务打包到一个劣质产品或治疗上以弥补其缺点的组织来说，这种模式是行不通的。在考虑向以患者为中心模式转型之前，公司的高层管理者首先必须根据自身公司的特点来评估产品和公司组织的优势和劣势。

这种模式也不是在新兴的医疗健康生态系统中占据强势地位的捷径。它是关于明确地处理或解决未满足的医疗需求的解决方案，是关于利用患者的体验为新的研究提供信息。这是关于认识到患者、患者的家庭，甚至其他护理者的历程可能是复杂的、脱节的、不协调的，并以一种使他们的生活更便捷的方式做出的反应。

新兴的以患者为中心的创新者案例

在撰写本文时，新兴的以患者为中心的创新公司包括以下公司。

位于巴塞尔的诺华制药公司。 该公司于 2015 年发布了一种用于治疗心力衰竭的药物——Entresto ™，即 LCZ696。这对于那些在治疗保护中，现有治疗药物效果有限的心力衰竭患者而言，是一种全新的治疗药物。然而，标准的治疗大多采用非专利仿制药物，因此费用一般比较低。诺华制药公司的定价要比此类仿制药物平均每天贵 10~12.5 美元。即使使用更先进的药物，患者仍然需要确保病情受严密监控以避免潜在的紧急事件。他们需要不断调整饮食和盐的摄入量，保持适度但必需的运动量。另外，他们还需要监控其血压和体重来确保肺部没有积液——一种病情恶化并有可能出现紧急情况的征兆。诺华制药公司试图从两个方面着手来强调和确保新药的价值：第一种是与价值挂钩的报销；第二种是包括远程监测在内的以患者为中心的方法。

诺华制药公司的大卫·爱泼斯坦在 2015 年 6 月 30 日接受路透社采访时指出："我们开始分担风险。当你买了其他不起作用的商品时，你要么自认倒霉，要么把它退了。而我们的行业有点独特，因为从历史上看，即使药物不起作用，也仍然有人买单。我认为这种模式必须改变。"因此，通过提供风险分担和价值定价的方法，患者更容易获得创新的好处，卫生系统也可以确保实现价值。2015 年 7 月 10 日，诺华制药公司的 CEO 江慕忠（Joe Jimenez）在接受《华尔街日报》（Wall Street Journal）的独家采访时表示，医疗保险支付者已经表示对"按绩效付费"而不是按药片付费感兴趣。

江慕忠进一步说："我们将不得不在围绕药物的服务方面变得更加聪明……并且率先进入一些不同于仅仅研发药物的领域。你将看到诺华制药公司通过多种服务向付费者提供服务。"这个想法若实现将能够远程监控患者的任何病情恶化迹象。正如江慕忠所解释的那样："如果患者有一台远程患者监护设备，就可以在家里和 Entresto™一起使用，我们就可以对住院治疗需求形成更严厉的打击。"诺华制药公司计划通过一系列合作伙伴在不同的地区开发和提供这些服务，这些地区的卫生当局和供应商系统模式已经就位。

比利时生物制药公司 UCB S.A. 与 PatientsLikeMe 是合作伙伴关系。UCB 公司围绕数据共享平台构建了一个免费的在线社区，该社区致力于记录美国癫痫病患者的经历。社区会员的患者可以建立自己的文档记录来分享自己的疾病症状（包括发病类型、发病频率以及严重性）和治疗方案。患者还可以向美国食品和药品监督管理局反映 UCB 公司提供的癫痫病治疗方案的各种副作用及不良反应。UCB 公司的管理者希望公司能够利用患者分享的信息促进其研究工作，进而提升针对癫痫病的治疗效果，并提高正在遭受癫痫病折磨的患者的生活质量。

强生公司。作为 IBM 沃森健康（Watson Health）的合作伙伴，强生公司正在研发一种患者智能管家服务，通过沃森健康的专家系统来预测和理解患者的需求。该服务能为患者膝关节手术提供个性化辅助服务，在患者术后恢复过程中通过全程陪护来提高手术的成功率。对于这些患者，术前和术后准备工作有助于手术效果并提高满意度。

百健（Biogen）公司。该公司也在和 PatientsLikeMe 一起合作探索为多发性硬化症患者的健康和生活方式管理提供可穿戴设备的益处。在一次关于可穿戴设备研究工作的采访中，百健公司价值医学负责人理查德·鲁德尼克（Richard Rudnick）博士表示："多发性硬化症会损害患者的行走能力，但是，患者在接受诊断时，医生只有非常短暂的时间对患者在医生办公室的行走能力进行评估。而这些终端设备可以在患者的家中持续不断地检测其行走的步数、距离以及睡眠质量。这些数据可以提供一些潜在的重要信息来支持医生的诊断检查过程。"（见图 6–10）

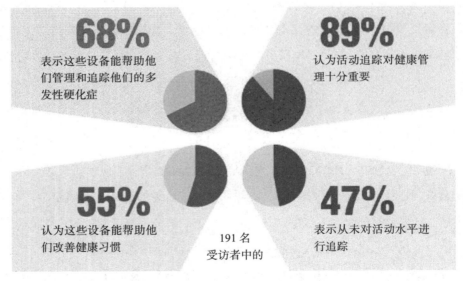

图 6–10　百健 /PatientsLikeMe 可穿戴设备的效果

资料来源：PatientsLikeMe.

阿斯利康（AstraZeneca）公司。该公司正与维达（Vida）健康公司合作，推出一款名为"Day by Day"的应用程序，旨在帮助心脏病患者与教练建立联系。教练会鼓励他们在出院后直到下一次就诊前的这一段时间遵守医生的建议。对于阿斯利康公司而言，这款应用程序将提供一个追踪心脏病发作或心脏手术后患者是否遵从药物疗法的途径。它还将与其他公司的药物以及阿斯利康的产品合作。因此，尽管阿斯利康公司可能无法通过Day by Day应用程序获得药物销售增长方面的唯一好处，但该应用程序将提供有价值的信息，有助于阿斯利康公司推动为慢性病患者创建一个健康治疗平台。

也不是只有通过慢性病才能看到以价值为基础的创新的需求。在过去一年里，丙型肝炎（HCV）领域因其治愈率高达90%、价格高达10万美元的新药而受到了媒体的广泛关注。为了在这一领域有所区别，HCV公司希望提供患者服务，以提高药物疗效所需的依从性。其中，对医保偿付者的价值主张是明确的：如果一个项目提供了附带支持，从而提高了治愈率，那么处于中心位置的药物就会变得更有吸引力，即使它的一些特性（持续时间、副作用、临床试验疗效、分销方法等）使其在货架上没有那么大的竞争力。

通过患者路径和"X时刻"分析，以患者为中心的创新者可以为这些服务创建路线图。并不是所有的服务都适用于所有的患者群体，也不是适用于所有的微观区域环境，但是，通过将严格的患者路径分析与服务框架相结合，以患者为中心的创新者可以部署一种结构化的方法，该方法将内部职能、合作伙伴与绩效监控和奖励系统相结合，具体如图6-11所示。

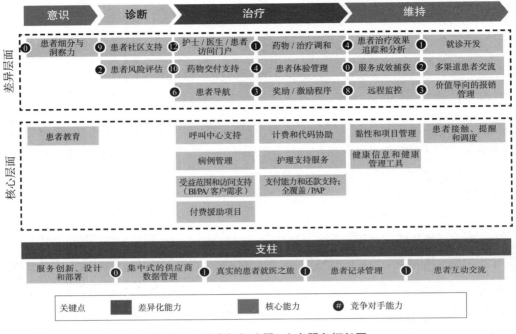

图 6-11 埃森哲加速器：患者服务框架图

资料来源：埃森哲研究。

以患者为中心的创新者的疑问

以患者为中心的创新者投资现实世界的数据资产和高级分析功能，它们也了解目前人群和患者管理方法具体的优点和不足；它们能投资支持大的医疗系统和保险公司的伙伴关系的基础设施；它们不断提升自身能力以灵活整合技术和服务，以应用于处于不同地理区域和背景下的患者；它们在与技术和卫生服务提供商的协作和联合服务管理关系中寻求力量。要成功做到这些，有抱负的创新者需要持之以恒地思考以下问题。

- 实现最佳效果所需的全部活动范围是什么：（a）患者及其家属；（b）医疗服务提供者，根据它们所要求的衡量标准和激励措施；（c）风险承担者（在某些情况下可能是医疗服务提供者）及其如何看待可避免和可控制的费用在可预测性方面的下降和上升。

- 该问题涵盖治疗干预措施（如药物和器械）、饮食、锻炼、指示反应、积极进展、消极趋势的关键健康状况属性等——实现结果或积极促进患者健康状况所需的所有方面。

- 从以患者为中心的健康生态系统中的每一关键方（例如，患者、主要治疗人员、医疗机构、医保付款人、患者家庭，等等）的角度来看，系统的执行情况如何？差距或故障点在哪里？谁在这些点上负责或接触患者？谁是将要素整合在一起的自然合作伙伴？在没有自然合作伙伴的地方，是否可以定义和部署一个公司来完成这一点？当前的财政激励和报销办法是否使不同的参与者适应有意义的结果和价值？如何在参与者之间适当地分享所创造的价值？

- 我们如何从任何新的系统解决方案中获得优越的经济效益和结果，以及如何使提供服务的新缔约方获得这些好处，并对整个系统的过程或关键要素的结果承担风险？挑战往往不是要取得更好的结果，而是要在有基础的情况下，以确实属于任何遵守限制范围的方式（例如，关于引诱的法律等）为投资或投资的人提供益处。要做到这一点，不仅需要质疑角色的结构，还需要质疑它们的报销机制以及它们对具体结果的责任或风险。

- 谁是可以以最佳的信心和最大的灵活性提供解决方案的合作伙伴和合作者，来跨地区、跨国家整合多种医疗服务和家庭环境？

- 如何将这一解决方案作为一项多年合同和服务来制定或实施，从而使地方投资和实施以患者为中心的解决方案成为合理的理由？如何将其建立为可随时间改进的服务或解决方案——建立在最初实现并可持续或随时间改进的基础上的实时的、动态的解决方案？

- 我们将如何确保我们开发的解决方案具有某种"专有性"？有哪些工作方式和平台要素可使之成为一个可持续的、合理的、差异化的新的运营模式？优势是通过更深奥的知识和先发制人的优势创造出来的，还是有一个更可持续的来源？

- 我们应该如何组织公司来驱动新产品和服务？

- 通过组织的各个方面，我们如何推动正确的行为，以确保以患者为中心成为固有文化的一部分，而不是简单的商业功能？

这些问题涉及运营模式、领导者的心态、组织的核心价值、产品导向环境中个人简仓的最优配置模式、对患者疾病的见解不间断的需求、从研究到开发的解决方案、供应链，以及能协调改进结果的商业运营（销售队伍、市场、市场分析）。这种模式不是简单的一系列商业组织的集合，而是代表一定程度的以患者和价值为中心的理念——从早期研究到商业化和生命周期管理。

例如，如果通过现实世界中反映最高的患者的治疗策略来实现价值，则需要在研究和临床开发阶段引入先进的诊断和分析，这些分析的见解在登记、批准和发布的时候予以提供。同样地，可测量患者依从性（患者是否遵从医嘱）、治疗有效性、疾病进展的特定患者的参与平台有着与三期临床试验的完成相差无几的时间表，因此需要在试验中或平行时间点被识别、具体化和发展。最终，真实结果与临床试验结果的汇集进一步强化了在研发部署关键工具和服务以及这些被添加和批准的商业策略的需求。

同样，我们正在见证新角色的出现，即医学事务部位于最核心的关键功能。医学事务部将越来越对制定公司的实际数据战略、伙伴关系、公司整体运营模式的各方面以及风险计划负责，从而使该部门与研发、IT、法务、监管和商业部门在同一层级上进行互动。

这一改变会迫使公司内部为创新基金筹集资金和资源分配方式进行整体改变。过去，一提起研发，人们往往想到两种形式：（1）把人力、设施、资金分配给内部研发；（2）将业务拓展和许可（BD&L）基金分配给外部交易——许可授权和收购——增强新的治疗或产品技术的内部产品线。对此，以患者为中心的创新者需要一个更广泛的视野——考虑内部真实数据管理、分析功能、互补技术（例如，算法、治疗输送和远程监控），以及与技术或医疗基础设施合作伙伴联合开发协议。而这些也只是略举几个日益重要的例子。

以患者为中心的运营模式：在治疗和患者护理方面创新

　　以患者为中心的公司的最佳表现体现在科技驱动、创新以及日渐娴熟地将其运营模式进行调整，以适应不同的治疗领域、患者的治疗过程和微领域。而精益创新者是毫不留情的成本经理，在寻找创新治疗的套利机会。这些以患者为中心的创新者正在开拓疾病生物学这一新的领域，重塑市场，弥补当前治疗和护理管理方法的根本性不足。其结果是在医疗健康支出高、需求高的成熟市场中，人们关注的是更加成熟的市场。而采用有意义的创新被视为势在必行，也被视为一种权利。这并不是说，这些市场不专注于降低医疗成本、改善人口医疗成效、优化急性医疗资源效率和利用率。事实上，这是非常相似的市场，医疗改革迅速发展，尤其是在亚洲、东欧和海湾国家，医疗投资能力持续提升（见图6-12）。

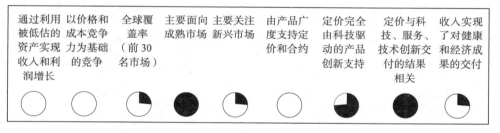

通过利用被低估的资产实现收入和利润增长 | 以价格和成本竞争力为基础的竞争 | 全球覆盖率（前30名市场） | 主要面向成熟市场 | 主要关注新兴市场 | 由产品广度支持定价和合约 | 定价完全由科技驱动的产品创新支持 | 定价与科技、服务、技术创新交付的结果相关 | 收入实现了对健康和经济成果的交付

图6-12　市场定位（公司想在市场中占据怎样的独特地位）

资料来源：埃森哲分析。

　　以患者为中心的创新者在以下方面重视、投资并获得更多的能力：（1）深入了解当前的医疗标准；（2）可以改变医疗健康的潜在设备和电子干预措施；（3）能使它们获得新功能的伙伴关系和合作。所有这些都是以科技驱动为背景的——基本的进步支撑更广泛的以患者为中心的价值主张。它们是真正的创业者，敢于投资、试验和快速失败。取得成功之后，它们也很容易下"赌注"，进行金融投资或做直接收购。它们从根本上不同于精益创新者的先例，在经验使用、决策上应用财务分析进行选项和决策（见图6-13）。

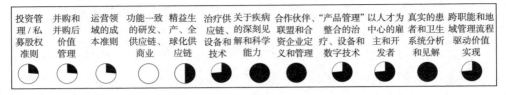

图 6–13　差异化能力（驱动市场地位所需的关键功能）

资料来源：埃森哲分析。

　　以患者为中心的创新者通常不是专营公司，它们有着多样化的投资组合或过去遗留的主要走"量"的业务。这是一个难题，因为两种形式的管理几乎处于两个世界。在将公司转变为价值导向的创新者的时候，它们也要保证遗留产业的管理效率和盈利能力。

　　我们在前面已经说过，一家拥有新兴的数字时代商业模式的公司是无法基于别人或过去的实践而获得成功的。数字启用或完全数字运营模式是建立在对不断完善客户的响应能力和消费者的预测上的，越来越能够预测需求，并基于不断完善的服务的经济价值（上线）和服务提供（底线）。这是以患者为中心的创新者的口头禅，它们的绩效直接来自已经瞄准的未来盈利市场，并根据目的来调整公司的绩效结构。

　　因为以患者为中心的创新者获得推出新的产品并改变整个治疗领域的机会甚少，它们需要使用主要的新产品发布和游戏化改变外部环境的收购，以及广泛的内部调整来适应这种新的运营模式和规范。这一层级的公司通常是由现实证据驱动的，通过强大的合作伙伴网络向外执行，并根据已实现的患者健康广告系统的经济成果来调整内部激励。如果不这么做的话，就会对精益创新这种更好的运营模式造成高度隐患。用信念、重磅投资、战略、合作伙伴和新的人才吸纳，外部采用有意义的创新，以及它们在医疗系统的基础作用，才能重塑整个功能（见图 6–14）。

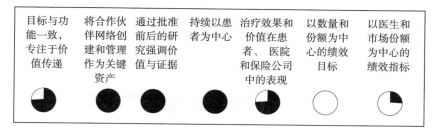

目标与功能一致，专注于价值传递	将合作伙伴网络创建和管理作为关键资产	通过批准前后的研究强调价值与证据	持续以患者为中心	治疗效果和价值在患者、医院和保险公司中的表现	以数量和份额为中心的绩效目标	以医生和市场份额为中心的绩效指标

图 6-14　绩效剖析（如何组织成功）

资料来源：埃森哲分析。

　　增长和盈利仍然是测量以患者为中心的创新者成功和绩效的关键指标。然而，这些如何实现则需要不同的测量指标，其中一部分是明确绩效系统和平衡计分卡。越来越高的收入比例来自以价值为基础的契约，与价值相关的定价会是实质性的长期和短期绩效和市场定位。与重要代理机构、医疗权威机构、大部分医疗服务提供和风险承担者系统的关系的质量和广度将决定市场定位和绩效基础。最终，提供关键设备、传感器、数据、先进的分析和电子化服务的合作伙伴将成为创新和价值实现的一部分。总的来讲，这些为整个公司的顶尖团队和人才形成了一个详尽的关键绩效测量指标。

以患者为中心的创新者：新的商业模式还是价值先锋

　　我们已经听到了很多关于整合设备技术、服务和数字基础设施是否真正代表一种新的业务和运营模式的争论，或者，它是否真的只是一系列非常富有的公司的下一代商业模式的争论。通过这些基本的问题，我们可能会找到诸如"支付价值有什么？""谁会进行支付？"等问题的答案。如今，支付的价值还是可论证的临床治疗效果，支付的主体是重新定义的变化和微观区域的医疗改革重构的结构，并为医疗服务提供者带来更大的风险。新的市场需求和新的支付者意味着对新的商业和运营模式的需求。这是不容置疑的，被颠覆的遗留模式越多，差异化的新模式就越需要以患者为中心的创新者成为新的价值先锋。

　　在下一章中，我们将阐述一个关于以患者为中心的创新者的创新模式演化成一个全面整合的健康管理方法理念——价值创新者。这两个运营模式并不矛盾，事实上在某些环境下它们是并存的，它们都反映出了投资和市场的发展方向。变化的速度常被证明是最终决定某个领域、治疗范围或大型医疗系统客户中的模式是否起作用的关键因素。

价值创新者

这种商业模式以改善患者的治疗效果为前提，致力于提高整个卫生系统的效率。运用信息技术的企业正在通过迅速提高专业技术来创建治疗程序软件包，它们在创建中利用了将药物、设备、服务与临床过程整合在一起的数字基础设施。

尽管以患者为中心的创新者提供数字化临床和咨询服务以补充其提供的疗法或设备，但价值创新者已进一步向纯服务方式迈进，从而在更大范围内改善了患者的临床效果。它们作为单个整合产品投放市场，其中包括个人和数字服务、整合分析和产品元素。它们愿意将收入或报销与实现患者治疗效果和卫生系统效率的能力联系起来。它们的客户可能包括地区卫生主管部门、承担风险的卫生系统、私人医保支付者或私人雇主。

一些公司会将这种模式作为其进入市场的主要方法，在这种方法中，无论是细分的区域市场还是全国性市场都是以价值和绩效为基础的。其他公司则将其视为相对于治疗领域或细分区域，以及在其原有市场中维持"以患者为中心"模式的特征。

价值创新者模式将以前的产品战略（或分层的产品/服务战略）转变为关于价值创造的战略。今天我们看到的大多数价值创新者都具有"以产品为中心"的传统，然而，它们正在最大限度地将这一遗产抛在身后。

***

要了解一个市场，首先要弄清楚真正影响你的客户的是什么。你对客户使用你的产品或服务的情形了解得越多，你就越能定义或重新定义你提供的产品和服务是解决方案而不是单纯的成本，你与他们的关系就是合作，而不是单纯的销售。

这就是为什么越来越多的医疗健康提供者和偿付人试图确定真正影响任何既定患者群体健康的两到四个杠杆。然后，有了这些信息，它们就可以进行深入分析，以确保每个患者都能获得始终一致且与相应群体的健康驱动因素相符的治疗。

如果它们渴望价值创新者模式，它们就会利用这些分析来关注人口的健康成效，并开发系统解决方案。它们的战略取决于为人口和系统创造价值，因为它们知道，它们的报酬将基于证明这种价值的能力。它们就是这样做的。

理念转变（"健康"和"疾病"对立）

为什么说这是个"新"事物？一个原因是，医疗健康市场通常以三种方式来进行分类：治疗领域（例如，心血管疾病或高血压，也称为"疾病状态"①）；地理区域；服务地点（例如，急救中心、临时或门诊环境、长期护理设施、家庭保健等）。

从历史上看，以这种方式分割市场使得建立和维持一定的健康标准变得更加容易。然而，这样做也导致医疗健康公司在明确的治疗领域为特定疾病提供了狭隘的解决方案，而忽视了更广泛、更全面的患者视角。医疗服务提供者专注于根据机构和外部制定的临床护理指南为个体患者选择治疗方案。然后，正如我们已经讨论过的，它们的报酬是基于已经完成的程序以及某些技术在其医院、实验室和其他医疗机构中使用的频率。考虑到支付模式，提供商专注于优化其活动的"编码"或其诊

---

① 没有疾病的状态被称作健康状态，而某个疾病临床症状持续存在，同时有明确的生物学和症状学基础，无论有没有治疗，都被称作疾病状态。

断相关组（diagnosis-related group，DRG）[①]。表 7–1 为一个 DRG 代码示例列表，说明了医疗服务提供者是如何专注于所采取的行动的，与所取得的结果没有关联。

表 7–1   DRG 样本代码

诊断相关组	多描述编码	类型	诊断相关组项目
001	PRE	外科手术	心脏移植或心脏辅助系统植入 w MCC
002	PRE	外科手术	心脏移植或心脏辅助系统植入 w/o MCC
003	PRE	外科手术	体外膜肺氧合（ECMO）或气管切开 w MV 96+ 小时或面部、口和颈部 PDX w 大手术
004	PRE	外科手术	气管切开 w MV 96+ 小时或面部、口和颈部 PDX w/o 大手术
005	PRE	外科手术	肝移植 w MCC 或小肠移植
006	PRE	外科手术	肝移植 w/o MCC
007	PRE	外科手术	肺移植
008	PRE	外科手术	胰肾联合移植
009	PRE	外科手术	骨髓移植
010	PRE	外科手术	胰腺移植
011	PRE	外科手术	面部、口和颈部诊断的气管切开 w MCC
012	PRE	外科手术	面部、口和颈部诊断的气管切开 w MC
013	PRE	外科手术	面部、口和颈部诊断的气管切开 w/o CC/MCC
020	01	外科手术	颅内血管手术 w PDX 出血 w MCC
021	01	外科手术	颅内血管手术 w PDX 出血 w MC
022	01	外科手术	颅内血管手术 w PDX 出血 w/o CC/MCC
023	01	外科手术	颅部 w 器械植入 / 急性复杂中枢神经系统 PDX w MCC 或化学植入
024	01	外科手术	颅部 w 器械植入 / 急性复杂中枢神经系统 PDX w MCC
025	01	外科手术	开颅手术和颅内血管手术 w MCC

[①] 编码是现代操作术语的正式说法。诊断相关组是决定患者可能从保险公司获得某一具体临床活动的偿付水平的机构。

续前表

诊断相关组	多描述编码	类型	诊断相关组项目
026	01	外科手术	开颅手术和颅内血管手术 w CC
027	01	外科手术	开颅手术和颅内血管手术 w/o CC/MCC
028	01	外科手术	脊柱手术 w MCC

生命科学公司为该领域开发产品并向其出售。可以预见的是，从战略上讲，它们的总体目标是在特定的 FDA 批准范围内，最大限度地扩大其产品的使用或处方范围，并考虑到当地临床适宜性和人性化使用的惯例。

但是现在，医疗健康终于有机会从更宏观的角度看待"系统"的观点。打个比方，普通消费者可能仍然认为米其林公司是一家在高端市场生产轮胎的公司。但是米其林公司并不这样看。经过多年的发展，米其林公司现在从系统角度看待自己，并将自己视为一家专注于运输的公司，销售"里程"而非橡胶。同样，通用电气（GE）等公司为飞机制造商和其他需要具有不同性能特征的飞机发动机作为"系统"一部分的公司提供推进解决方案。对于医疗健康而言，这种转变采取的形式是强调健康而不是疾病，强调医疗成效而不是投入。人们总是认为缺乏数据是改变医疗环境的阻碍因素，而这不再是有效的借口。

近期的医疗卫生改革措施很好地展示了这一转变，即关注患者治疗效果和费用控制，进而推动全面转变。并且，随着改革得到美国政府的支持，私营投保公司、医保中心，以及风险承担者系统纷纷开始响应。作为一个研究领域，人口健康（population health）也是大多数大型医疗机构战略考虑的对象，而且逐渐开始成型。

人口健康是关于利用我们对某种疾病的知识，定义我们对这种疾病和患者群体可用的治疗和干预措施，更关键的是，设定具体的医疗成效目标。通常，这些目标是以健康成效、经济成效和质量成效来体现的。人口健康方法正在变得越来越普遍——重点关注欧洲和美国的倡议。最终，人口健康方法有可能为全球医疗健康提供一种强有力的指导模式。

由于政策改变、对价值的更大需求和已经被证明的实效，德国"疾病基金（sickness founds）"、TK（Techniker Krankenksse）公司、Aok Nordost、安联保险公司已经向外承包业务来实现对患有需要高花费、再入院频率高的疾病——如患有慢性阻塞性肺病（COPD）、充血性心衰（CHF）和糖尿病——的患者人群进行疾病管理和远程监控。在法国，全国雇佣劳动者医疗保险管理处（CNAMTS）与私人健康服务公司 Healthways 签订了四年的合约来运作针对 600 000 名糖尿病和哮喘患者的索菲亚（SOPHIA）医疗项目。

由于人口健康在实施和采用方面相对较早，健康系统面临的难题是，人口的目标和结果尚未得到普遍确定。更有甚者，并非所有的健康提供者都是在制定了人口目标和报销模式的环境下开展业务的。因此，我们看到了一个高度多样化的目标、目的和报销环境。我们的普遍看法是，这将随着时间的推移不断发生演变和融合。描述替代方法的出版物越来越多，提供支持人口健康分析的大型技术平台的公司数量也正在增加（例如，HealthCatalyst、IBM 的沃森健康及其 Phytel 业务就是开发高度先进平台的公司的两个例子，这些公司正在将业务扩展到美国市场之外）。

以心力衰竭这样的疾病为例。当体液淤积在肺部时，就会发生心力衰竭、心脏泵血功能下降，最终导致严重的活动限制和早期死亡。目前，随着我们在晚期糖尿病和急性心血管疾病的存活率方面取得的医学进步，患此类疾病的患者人数也显得比过去多了。因而从医疗机构和医疗保险公司的角度来看，心力衰竭患者也是医疗费用最高的人群之一[①]（详见图 7-1）。

心力衰竭患者需要密切监测，他们需要认真地服用关键药物。一般来说，他们还需要减少盐的摄入量，并保持有规律但适度的活动水平。许多患者都安装有心电监护或介入设备（例如，心脏起搏器/除颤器）。没有任何单一的设备或疗法能够维持患者的健康稳定，并使他们从事正常的活动。从根本上讲，这是一个"系统挑

[①] 心力衰竭患者是急慢性疾病患者中比较大的一个群体，其花费约占总的住院患者的21%、门诊患者的55%。

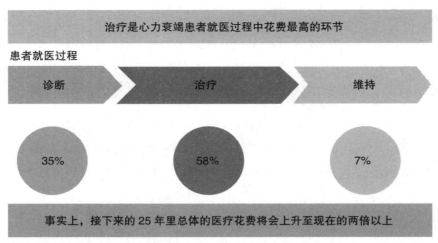

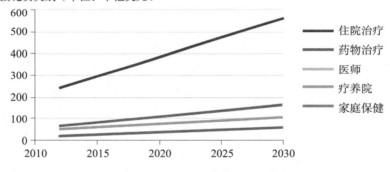

图 7-1　心力衰竭的花费及花费项目

　　注：基于美国心脏协会（American Heart Association）、欧洲心脏病学会（European Society of Cardiology）资料整理。

　　资料来源：埃森哲分析。

战"，需要对治疗、生活方式等不同的方面进行认真整合和协调。这也是一种疾病，其中大多数"发作"都发生在正式指定的医疗机构之外，以及在私人护理医师或重度心力衰竭护理护士的权限之外（见图 7-2）。

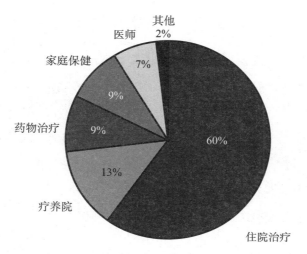

图 7-2　住院服务项目构成了其中大部分的花费

注：基于美国心脏协会、欧洲心脏病学会资料整理。

资料来源：埃森哲分析。

对于大多数医疗机构来说，心力衰竭也带来了许多可避免的费用。有了正确的护理协调和在正确的时间进行干预，相当数量的充血性心力衰竭（CHF）患者的情况将会比没有这些协调和干预更好。因此，这是医疗机构和医疗财务风险承担者关注的一个领域。最积极的一方面是，当医疗机构、家庭护理机构、患者等都做了正确的事情时，患者确实寿命更长，生活质量更高。

因此，以心力衰竭患者为重点的诊断和介入产品的设备或药物制造商将需要关注整个医疗护理管理生态系统，认识到设备或药物治疗的成功必然取决于医疗护理管理过程本身的总体成功。如果公司制定的战略侧重于治疗效果和基于治疗效果的报销，甚至是支持治疗效果的定价，那么整个医疗护理管理过程的完整性将影响它们看到有益患者治疗效果的能力。

在过去由于医疗机构和家庭护理的缺陷，用一个可能发生变化但是无法预测效果的疗法可能会是一个无法解开的难题，但是现在不再是了。医疗服务提供者和医保费用支付者可以用简单高效的方法来远程监控患者状态。通过电话、家庭护理和移动平台来提供服务的模式已经相当成熟，并且还有可能进一步发展。

价值创新者：动态服务提供者

每个人都知道，管理疾病状态所需的大部分工作都发生在远离卫生专业人员和正规卫生设施的地方。以心力衰竭为例，食盐摄入量、饮食、规定的体力活动水平、密切监测血压和体重，这些都可以在患者自己家里完成，而不需要医疗健康专业人员直接在场。根据最近的医疗护理模式，人口健康医疗成效和风险承担可以由这些专业人员控制之外的行动和活动来确定。因此，在传统医疗健康领域之外影响患者健康的能力对于弥补慢性疾病患者医疗护理中存在的治疗差距将显得尤为重要，如上文讨论的糖尿病、充血性心力衰竭和慢性阻塞性肺疾病。

价值创新者模式正是应这一需求而出现的。价值创新者正在开发全方位解决方案——它们经常与患者 / 客户接触；它们发现了更大的患者和医疗健康背景；而且它们是动态的，愿意并能够改变它们的产品以适应不断变化的需求，并利用新技术和新发现。换句话说，价值创新者模式要求一个组织研究患者群体，并寻求理解产品、干预措施和患者护理服务之间的平衡，从而为患者提供最佳的治疗效果，并为整个医疗健康系统提供价值。

因此，价值创新者在以患者为中心的创新者基础上又跨出了一步，专注于人口健康，将目标患者治疗效果作为其业务模式的核心——服务模式，与医疗机构和医保公司保持一致。也许最重要的是，它们愿意将它们的支付——不管是按患者每月支付还是按人口支付——与它们实现这些治疗效果的能力挂钩。因此，尽管以患者为中心的创新者将价格与实现的治疗效果联系起来，但从根本上来说它们仍然是以产品为中心的公司，而不是将服务视为业务和收入模式的公司。

再来看一下"价值曲线"，如图 7–3 所示。精益创新者着眼于曲线上 A 点的成本和财务绩效优化变式，也可以从 A 转向 B。它们根据可以在其产品中交付的财务价值，来寻找收购和实现产品变现的机会，优化税收和财务绩效，优化产品结构。相比之下，以患者为中心的创新者则着眼于患者的治疗过程，并从曲线上的 B 转到 C。

鉴于其直接与患者接触的能力受到法律限制并规避了医疗机构系统内的投资层

级（可能会诱使它们开处方或使用它们的药物），许多生命科学公司很难进入最后的 D 区域。尽管如此，价值创新者模式与以患者为中心的创新模式的不同之处在于，它能够完全参与 C 区域并达到 D 区域，这是通过关注人口健康以使其所有活动与目标患者的治疗效果相一致，然后根据达到或改善这些治疗效果的目标而报销。正如我们所说，价值创新者采取的是系统观点。

价值创新者将是灵活的实体，它们有能力使用数字技术来非常迅速地产生和响应数据信息。现在，许多生命科学公司仍然受到数据管理和滞后的分析数据信息的驱动。价值创新者创新的范围更广，它们将创造医疗护理生态系统，而不仅仅是产品。它们将以比传统医疗公司快得多的"时钟速度"进入市场。

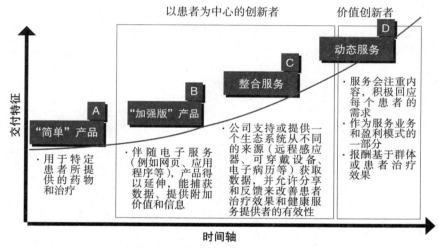

图 7–3　价值曲线

资料来源：埃森哲分析。

我们来看一下以患者为中心的创新者和价值创新者之间的对比，如图 7–4 所示。位于图中间的"以患者为中心的创新者"创建了一套服务，帮助医疗机构或医保偿付者管理一个群体或单个患者的治疗护理。与此相反，价值创新者正在创建新的企业，这些企业共同承担起对人口和患者治疗效果的责任，并将其补偿和激励措施与这一结果挂钩。它们正在管理一组对治疗效果有显著、可测量，且具有明确贡献的医疗护理服务，提供一系列患者医疗护理管理的服务记录。

患者参与	患者服务	患者护理管理
提供疾病和治疗工具的手机App；患者和医疗服务提供者之间的协调联系 例如，对糖尿病患者的随时提醒和活动记录仪	手机App以及面向医生的工具（例如患者治疗选择算法）强化了识别高响应患者的能力，并且通过现实世界数据登记模式收集患者的治疗效果数据 例如，神经退行性疾病的深入治疗和新型肿瘤治疗	在整合式模式中，公司和承担风险的医疗工作者、偿付者和政府官员共同合作来改善患者个体及人口的健康状况，通常是作为服务和治疗效果相关的盈利模式来签署合同 例如，对心力衰竭或慢性阻塞性肺疾病的治疗

图 7-4　以患者为中心的创新者和价值创新者对比

资料来源：埃森哲分析。

设想这样一个场景：一家医疗设备公司销售一种治疗急性心血管疾病的设备，并向其市场中的最大客户——医院、卫生当局和社区医疗机构——提出风险共担的价值主张。其合同要求供应商使用特定的预测分析工具来确定患者将受益最多的治疗方法，并包括患者反应的具体监测。合同反过来承诺一定的再入院率——比当前的低，这是医疗健康系统成本的主要驱动因素，因为支付者为一个手术报销固定的费用。这就是价值创新者模式所期望实现的。

瑞典的一项致力于治疗心力衰竭的试点计划就是一个很好的例子。近年来，斯德哥尔摩的人口显著增长，要求医疗服务提供者为心力衰竭患者提供更好的服务，这给医疗服务提供者系统带来了巨大的压力。新的卡罗林斯卡索尔纳大学医院（NKS）计划于2016年开业（代表着对斯德哥尔摩医疗基础设施的巨额投资）。NKS的设计更加注重患者的需求，提供了更快的护理，并为所有患者提供了单间，提高了患者的安全性。但是，整个床位的容量会减少，要求该地区整个医疗体系的效率更高，即缩短住院时间，减少可避免的再入院，更好地协调医疗机构之间的医疗护理，以提高效率和不重复治疗（例如，单次成像研究、不重叠的实验室诊断测试等），并将医疗护理转移到低成本、非急性的环境中（包括患者自己的家）。

2014年，为了实现上述目标，斯德哥尔摩的地方议会、卡罗林斯卡大学医院以及波士顿科技公司一起启动了一个"找出急需创新的充血性心力衰竭患者医疗服务方面的短板，并重点发展"的试点医疗计划。

波士顿科技公司的机会是，推动一种超越传统的只有设备的患者群体护理服务方法。与卡罗林斯卡大学医院合作，波士顿科技公司正在努力为基于价值的医疗护理建立一种参考模式，同时，为新的工作方式奠定基础。

在这个计划里，它们会在患者家中用一些仪器来监测患者的健康状况，以获取一些额外的重要信息用以指导个性化治疗。患者全程主动参与并被监护，按照要求进行饮食和锻炼方面的调整。事先确定的医疗护理管理、临床转归和财务目标确保了相关各方在任务分配和经济问题上是一致的。

如方案运行，风险和治疗效果将由预测模型进行管理，该模型由机器学习算法提供支持，这些算法将随着时间的推移提高准确率。如今，这种"未来状态"已不在大多数典型的医疗机构、制造商或医保偿付人的范围之内。但是，随着对价值和医疗效果的财务激励的关注的增长，医疗健康利益相关者将成为由整体产品和服务推动的改善患者治疗效果的合作伙伴（见图 7-5）。

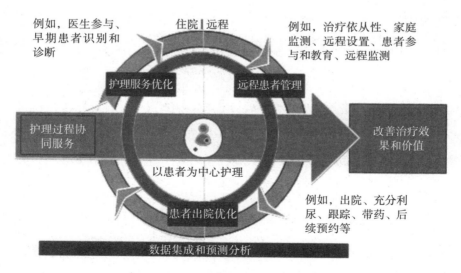

图 7-5 数字环境下的医患共同参与

资料来源：埃森哲分析。

更好的经营者：那些脱颖而出的价值创新者

波士顿科技公司并不是唯一一个正式推出价值创新服务或向价值创新模式迈进的组织。

例如，美敦力公司于 2013 年秋季公开宣布成立美敦力医院解决方案公司，与医院建立合作伙伴关系，以提高效率、降低成本、改善患者的就诊和治疗效果。该公司已正式将其全球总收入中越来越大的比例用于这些新业务，这些业务与其卫生系统客户的成功以及急性心血管疾病和糖尿病患者的健康息息相关。

为了支持这一更广泛的战略，美敦力进行了一系列收购，以支持这些服务，包括 Cardicom（2013 年）和 Corventis（2014 年）等公司。它们遵照美敦力的使命，即通过被动的远程患者监护服务，寻找设备之外的改善治疗效果的方法。这种监测允许美敦力公司收集患者数据，并在结果超出正常偏差范围时进行干预。除了支持患者，该方法还可以使美敦力证明其设备对医保偿付者以及医生的影响和价值。

在美敦力公司主要的心力衰竭业务中，远程患者监护特别重要，由积水引起的体重快速增加是未来健康问题的主要指标，尽早解决可以防止再入院。自《平价医疗法案》颁布以来，心力衰竭再入院将受到重罚，这对卫生系统客户而言将越来越重要。

美敦力公司还积极鼓励患者协作管理自己的护理服务，并通过其 CareLink® 产品实现了这一点。CareLink® 允许患者与其护理团队和家人联结，从它们的设备下载数据，并主动共享这些数据。美敦力公司也在积极探索将患者纳入远程监护通知的方法。

除了在医疗健康生态系统内发生的这些变化之外，新的和互补的趋势正在促进价值创新者的发展。苹果和谷歌等公司正在将设备和传感器进行大规模互联，并具有功能经济性。这些全球数字组织正在创造基础能力，将服务大规模推向市场。电子隐私信息中心（Epic）、塞内公司（Cerner）和雅典娜医疗（Athenahealth）等电子病历公司正在成为电子健康信息的新标准，在决策支持工具和高级分析功能方面日益形成集成优势。沃森健康、澳普蒂姆（Optum）和埃森哲自己的智能预测健康和患者分析服务等新成立的实体正在以这些服务为核心，为高度先进的分析创建全球基础设施。风险投资和私人股本支持的实体的财富在这个系统中发挥了很好的作用，这些实体开发了专门的工具和应用程序，允许在同一核心服务的基础上，按地区提供不同的模式（下一章我们将重点介绍这些"数字化医疗"业务）。

价值创新者的成功之路

患者的病情越重，治疗过程越长，卫生系统的医疗花费负担越重，那么以价值为导向的经济模式成功的可能性就越大。治疗效果对院外治疗的协调性要求越高，以服务为基础的模式就越有可能比单一的药物或器械更容易达到预期。相比医院、家庭、单位的包办，这样的患者健康管理方式更需要他们自己、家属和护理人员的共同参与。这样的疾病包括但不限于心力衰竭、其他急性心血管疾病、慢性阻塞性肺疾病和重症哮喘等，而这也将是未来医疗健康服务的大趋势。考虑到正规医院相对高昂的价格，这也是我们争取让患者得到价格实惠的医疗护理和健康服务的努力方向。

然而说这些还为时过早，许多准备做这些的公司尚在试验阶段。实际上绝大多数采取以患者为中心激励模式的制药公司已经将偿付者和卫生系统的价值定位纳入了战略计划中，但很少有真正办到的。它们需要面对以下三个挑战。

- 向价值创新过渡需要全面影响评估的领导支持。对于一些参与者，特别是那些在丙型肝炎（HCV）领域工作的人来说，现实中的疗效可能比临床试验的成功率低，除非对患者的医疗依从性和参与度进行了同等程度的控制和监督。

- 必须在特定的法律框架和技术协议范围内，持续地获取现实世界的临床数据，无论其被认为是完全可识别的还是无法识别的。处理患者数据和定义特定的医疗健康效果是复杂的。然而，越来越多的、承担风险的医疗服务提供商正在寻求如何推进人口健康目标的新见解，在有利于患者和医疗系统的环境和模式下，可以处理个人健康和其他可识别的个人数据的"中立者"——中介公司的市场也在不断扩大。

- 在许多情况下，基于价值的创新需要长期评估收益，多年服务合同可能被视为投资。因此，对于"相同的机构"来说，产品销售可以看作逐月的，特定点销售可以看作逐年的，但是基于价值的服务合同可能是多年的，需要改善医疗机构的基线健康状况，然后人口的健康状况才会逐年改善。

对策

价值创新者正在推动成为完全整合的、动态的服务组织，与医疗机构和医保偿付人建立正式合作伙伴关系，对患者群体的健康和经济成果负责。它们关注人口健康成果，并将经济激励措施与长期医疗成效明确联系在一起，这将它们与"以患者为中心的创新者"区分开来。但是，没有什么可以阻止"以患者为中心的创新者"晋升为全面的"价值创新者"，因为它们看到整个市场都转向基于价值的定价以及一些基于价值和绩效的合同来实现人口健康成效。虽然价值创新者今天可以在重点的微型市场上做到这一点，但当前的以患者为中心的创新者可能会发现它们才是未来的自然合作伙伴或收购目标。

鉴于美国在医疗健康方面的趋势与欧洲最近所经历的趋势相似，我们希望通过与国内外医保偿付人和提供商网络的合作，持续推动并要求制药和医疗设备实现价值创新。这在欧洲已经初有成效，前景大好。

目前尚不清楚的是，价值创新者是否会开始从整体上审视患者健康，不仅是根据人口或疾病领域（即心血管疾病）来审视，而且还会为患者面临的一系列健康问题（即心血管疾病、糖尿病和高血压）提供解决方案。一个患者很少会单独患上一种疾病，而采取这一步骤将真正解决患者的整体健康需求。

价值创新者经营模式是整合的、数字化的、以服务和医疗成效为中心的

表现最佳的价值创新者是技术驱动型的，并且非常重视与它们合作的医疗工作者的需求。它们并不像以患者为中心的创新者那样有着以患者为中心的传统，但是这是它们向聚焦于患者护理管理服务的商业模式转变的开端。实际上大多数价值创新者会受益于用于研究患者病程和临界期的新的分析工具和方法论，以及以患者为中心的创新者正在开发运用的患者共同参与的解决方案。

不过，这些价值创新者是全球性的，在全球主要市场都是重要的存在。精益创新者是不懈的成本管理者，寻找创新的治疗套利机会，而价值创新者正在推动新的整合服务，并在微型区域卫生系统演变的指导下，解决当前治疗和护理管理方法的根本性不足。在这些微型区域中，医疗改革是最先进的、最注重降低医疗成本、改善人口健康成效，以及优化急症护理资源的效率和利用的（见图7-6）。

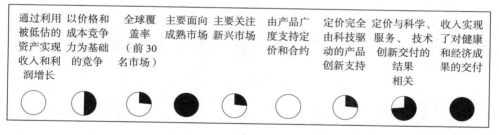

通过利用被低估的资产实现收入和利润增长	以价格和成本竞争力为基础的竞争	全球覆盖率（前30名市场）	主要面向成熟市场	主要关注新兴市场	由产品广度支持定价和合约	定价完全由科技驱动的产品创新支持	定价与科学、服务、技术创新交付的结果相关	收入实现了对健康和经济成果的交付

图7-6　市场定位（公司想在市场中占据怎样的独特地位）

到目前为止，这些基于人口规模的新的服务功能的有机开发似乎与获得并整合到新平台功能中的功能一样成功。与精益创新者和以患者为中心的创新者截然不同的是，价值创新者总是同时拥有医生领导和临床管理者的双重关系，有时甚至可以追溯到几十年前。因此，总体而言，更有力的成功决定因素在于卫生当局的准入和卫生系统的关系，而这些关系都是基于它们的某些传统功能建立的，并与通过服务竞争的内部决心，以及认为广泛的多年协议是未来创新和增长的基础的观点相结合。

价值创新者与以患者为中心的创新者相似，因为它们都越来越依赖于先进的功能：（1）获得对当前治疗护理标准的丰富见解；（2）能够有意义和预测性地改善目标人群健康的潜在设备和数字干预；（3）能够使它们获得新能力的伙伴关系和协作。这些公司大多诞生于以技术和疾病为中心的设备公司。多年来，这一直是一个更具成本竞争力的业务，因为在过去十多年里，它们一直是医院采购支出计划和医保偿付者成本削减战略的目标。因此，它们的投资被长期考虑，并且要比它们以患者为中心的同行"精干"得多。事实上，仅一个以患者为中心的创新者在患者高级分析方面的投资就超过了所有提供患者医疗护理服务的价值创新者的公共投资总额。然而，它们在创新能力建设方面却有着许多相同的差异化能力和优先级，因为它们在业务和运营模式上都越来越以价值为中心。最后，它们需要从以医疗机构为中心转向患者和卫生系统之间的平衡，这与其他基于价值的框架相一致，这些框架涉及人口健康成果、系统成本以及患者参与和利益的价值（见图 7-7）。

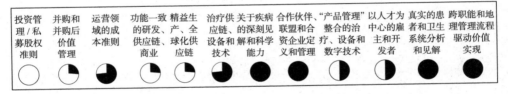

图 7-7　差异化能力（驱动市场地位所需的关键能力）

价值创新者总体上会非常专注。它们可能有多种产品，并在多种疾病类别中发挥作用，但它们通常寻求产品和业务能力的协同作用。精益创新者希望保持通用产品组合的广度和对机会性创新者的收购，而以患者为中心的创新者则希望获得下一个大市场的专业治疗，而价值创新者通常会评估新产品如何扩展其当前的解决方案，或者将它们带入非常接近的产品领域。当看到市场向基于价值和基于绩效的模式发展时，它们就会坚定地同步扩大它们的价值创新服务。

对于所有这一类的公司来说，这将包括真实世界的证据驱动、外部执行与少数亲密的合作伙伴，并让内部激励与患者健康和卫生系统已实现的经济成效相统一。

在经历了医疗改革后的、基于价值的微型领域，这些公司比那些"以患者为中心的创新者"和"需求层面更好的运营者"更加精益。简而言之，它们的业绩核心在于，更好地适应我们正在加速前进的、不断变化的、以价值为中心的世界（见图7–8）。

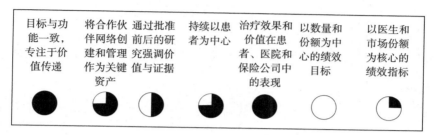

图 7–8　绩效剖析（如何组织成功）

增长和盈利能力将仍然是测量成功和业绩的关键指标。虽然精益创新者通过增加细分市场的创新产品来获得这些改进，而以患者为中心的创新者即使在转型为更好的价值运营者时也会捍卫其传统利润，但价值创新者在其更广泛的服务业务中看到了更大的增长和利润潜力。它们正在帮助自己摆脱狭隘的商业定义和一系列负面的螺旋形经济。它们现在需要明确地关注如何将这些新服务视为新的核心业务，以及如何调整以产品为中心的绩效系统和平衡计分卡以促进它们的发展。其中一些公司已经报告说，服务正在成为其总收入和利润增长中越来越重要的部分。

然而，与重要机构、卫生当局和承担风险的提供者系统之间的关系质量和广度将决定其市场地位，并成为其业绩的基础。它们正在建立的重要关系和伙伴关系也将如此。综上所述，这些构成了一套完整的关键绩效测量标准，适用于整个公司的顶级团队和顶尖人才。

价值创新者：价值合作伙伴和服务提供者

价值创新者与领先的卫生系统有着至关重要的关系，从一开始它们就是可靠的。它们经历了一个成本很重要、定价也变得越来越有竞争力的阶段。它们准备从产品和以产品为中心的公司转变为专注于改善人口健康和卫生系统绩效的服务。它们所面临的挑战将是克服自己过去作为出色的产品和设备营销商所取得的成功，而将自己视为与众不同的合作伙伴和大规模服务提供商——专注于整合多种解决方案，为患者和卫生系统提供可测量的、不断提高的价值。

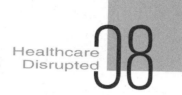

新型数字化医疗健康公司

其他行业的领导者，包括数字消费技术和服务，以及全球规模的数字云服务，已经（与一些投机性的创业企业一起）出现。它们在医疗健康行业创建了一个新的市场，与价值创新者合作（竞争），并改变了患者接受医疗护理的地点和方式。

几家知名的数字公司（包括苹果、谷歌和三星）抓住了打破传统流程、从根本上重塑工作和生活方式的机会（正如它们在其他领域已经做过的那样），纷纷进入医疗健康领域。我们称之为"数字化医疗"。与这些公司互补和竞争的是由IBM、高通、GE和飞利浦等公司领导的传统"医疗数字化"企业。

新的数字创业公司也正在进入这个领域，其目的是将患者与医疗机构联系起来，并通过实时捕捉和传输患者数据，使它们的交流更有意义。

这些公司共同代表了"新型数字化医疗"模式。这种模式使越来越多的患者能够掌控自己的健康状况，为新兴的商业模式奠定了基础，并将我们所说的"医疗健康"重新定义为一种服务。如果早期的迹象是正确的，那这个模式将支持一套新的健康学和健康经济学。医疗利益相关者将需要为这一模式的到来做好战略准备，并在最初定位形成时进行长远考虑，否则它们将很快被淘汰。

***

现在，几乎所有的医疗健康专业人员都有一个智能设备，可以使用 ePocrates 和 UptoDate 等应用程序随时随地访问有关医疗诊断和治疗选项信息的完整目录。几乎所有的医疗健康专业人员都使用 EMR 系统来获取和存储患者数据、安排预约和手术、检测治疗方案、向药剂科发送处方，以及监测潜在的药物间相互作用。此外，医生和其他医疗健康专业人员也越来越网络化——许多人理所当然地通过合作的方式来做决定，而不是自己做决定，甚至不得不通过正常渠道以外的方式联系另外的医务人员，征求他们的意见。

在大多数情况下，医疗机构通常是从消费者导向的技术公司（如苹果、三星和谷歌等公司）购买这些数字应用产品，我们称这些公司为"数字化医疗"企业。它们已经发现了颠覆医疗健康市场的巨大潜力，并且正在不遗余力地寻求这些机会。

但是，许多医疗健康企业（"医疗数字化"实体）也开始开发为患者和医务人员提供数字化支持的产品。这些公司（如飞利浦医疗、GE、沃森健康）最初通常作为技术公司从医疗健康领域起家，并很早就意识到医疗健康系统正在进行的和即将发生的变化。它们的目标是，即使创建全新的数字化业务，也要保持以产品为中心的传统业务。

与此同时，越来越多的"数字化创业"公司也纷纷登场，其目的是利用数字化解决方案满足市场需求，填补空白。如果可能的话，还可以在医疗健康生态系统中创建新的市场。

这三种类型的组织从各个角度融合在一起，开始颠覆整个医疗健康体系。我们可以描述它们在做什么，并设想其影响，但最终其潜能可能远远超出我们的预测。

数字化医疗

　　全球多个行业巨头（包括苹果、谷歌、亚马逊和三星在内的众多技术公司）已经确定，医疗健康市场为其发展自身能力和独特技能提供了战略机遇。这些企业已经是世界上最富有的企业，每一家都能让那些大型的医疗健康机构、医保偿付者、制药公司和设备制造商相形见绌。这些企业认为，成熟经济体在医疗健康方面的支出占国内生产总值的11%~17%是它们最具独特性和不断发展的能力的目标之一。

　　实际上，巨型数字化医疗健康公司的绝对支出和研发支出的增长速度正在加快，按收入的百分比计算，可与大型制药公司相提并论，而医疗健康是重中之重。主要制药公司的研发预算每年在8亿~100亿美元之间，其中三分之二用于监管批准所需的实验治疗学临床试验。这种细分是制药公司所独有的，但这也意味着基础研究和转化研究在这些公司的总收入中所占的比例要小得多，介于5%~6%。相比之下，谷歌公司本身在研发上的支出占收入的13%，甚至更高（根据其当前每季度27亿美元的研发支出计算，每年超过110亿美元）。苹果公司的研发支出回顾如图8-1所示。

　　数字化医疗健康公司不会按部门单独报告其支出。[①]不过，谷歌公司旗下研究人类寿命生物学的Calico公司和Alphabet公司在2014年从谷歌公司获得了2.4亿美元的融资，2015年又承诺了4.9亿美元。与此同时，谷歌公司的投资部门谷歌风投将其对健康和生命科学公司的投资占比从2013年的9%增加到了2014年的36%，总计5.76亿美元。

　　如果差别不存在，投资就是合理的。实际上，这正是这些公司颠覆医疗健康的基础。消费者、高级分析专家，以及数字化医疗健康公司在技术中带入非常人性化的问题和机遇方面有着深刻的体会——技术已经彻底改变了我们工作、沟通和交易的方式。是什么导致了与另一个行业的融合？为什么苹果公司不能与最大的电子病历供应商EPIC合作，使患者能够访问自己的数据？为什么医生通过平板电脑或大屏

---

① 这一情况随着谷歌的新母公司Alphabet的成立有所改变，但在本书撰写的时候并未报道。

智能手机访问其所在机构的电子病历是没有意义的（正如我们在本章的开头所指出的，近 100% 的医生现在拥有一部智能手机并将其用于专业目的，85% 的美国医生使用 iOS 设备）？

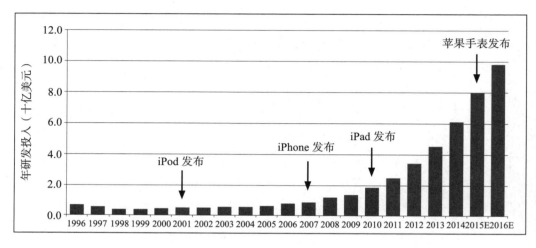

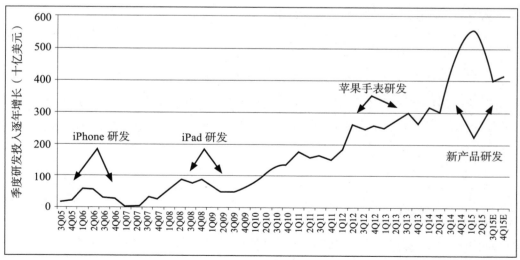

图 8-1　苹果的公司研发支出

资料来源：Above Avalon.com。

更何况，消费者已经信任这些组织，而且它们在发挥其能力方面有着良好的记录。现在，这些组织正集中力量预测这些消费者的需求——现在是医疗机构和患者，在这些需求正式提出之前就满足它们，并随着新的医疗健康市场的发展，使自己融入新形成的价值链（并确保分担风险）。

例如，苹果公司已经发布了几个应用程序开发工具包和应用程序（如 Healthkit、Activity、ResearchKit 和 Health），它们共同监控着用户的日常健康活动，并成为应用程序开发和数据聚合与交换的中心。谷歌公司旗下拥有谷歌健康及其雄心勃勃的基线研究（Baseline Study）。前者以用户友好界面的形式收集和呈现数据，而后者试图绘制健康人类的生物学图谱，建立一个可与患者进行比较的基准，医生可以根据这个基准更好地预测疾病的发作。

苹果公司综合利用其无线基础设施让患者能够获取其个人健康资料并与家庭医生及医疗团队进行分享。此外，苹果公司还进入了特定疾病的管理领域，例如，需要通过药物、饮食和锻炼等综合手段治疗的糖尿病，同时还关注整体卫生状况和个体健康情况。任何用于糖尿病管理的应用程序或个体化技术解决方案都可以汲取其他解决方案的要素，从而改善整个生态系统。这就是云端基础架构、网络化业务和平台普及性的属性。它将被应用于未来几代人，而这放在几年前根本不可能实现。

即使是数字技术、服务和营销巨头亚马逊公司也在将其遍布全球的高科技基础设施应用于健康和生命科学相关问题上，并开创了一个被称为亚马逊公司与其合作伙伴之间的"生态系统"，利用其亚马逊网络服务（Amazon Web Services，AWS）云端基础架构，在较短时间内花费较少成本，完成了在过去需要三到五年才能完成的任务。

例如，AWS 实现了医疗机构和实际数据的整合。在 AWS 的帮助下，健康网络信息检索公司 Orion Health 建立了计算机辅助检索公司 Cal Index，这是美国最大的健康信息交易所之一。如果几家生命科学公司希望将它们的临床试验数据与真实数据结合起来，那么云服务将使之成为现实。亚马逊公司的健康云还可以更容易地跟踪临床试验结束后患者在真实环境中的表现，并将这些数据与其他数据进行比较。

这些数据来自符合相同特征、服用相同药物但没有参与试验的人。有了强大的依从性支持和干预，临床试验的结果通常会更好，但是尚不清楚究竟有多好。

健康云还使医疗组织之间数据的去身份识别和共享变得相对容易。这种益处在罕见疾病中尤为明显，这些疾病的人口规模往往太小，无法为任何单一的卫生系统找到具有统计意义的结果。

医疗数字化

传统的医疗健康技术公司建造了以医院为中心的诊断、成像和内部患者监控平台以及信息管理系统，但是这些公司也经历并看到了医疗健康系统的变化。因此，它们现在正努力将医院和门诊的定位过渡到更广泛的家庭和偏远地区，在那里，它们将提供更多的护理、健康维护或改善。

例如，飞利浦医疗正在将其基于医院的设备集成网络扩展到其他医疗设施和患者自己的家中。这样做使得飞利浦医疗本质上是在朝着与苹果公司相反的方向发展，因为它正在将治疗场景设定由目前的医院环境转移到家庭环境，越来越多的患者将在家中获得更多治疗，并且其业务方向也转移到了对于非急性疾病的治疗。飞利浦还与 Salesforce 公司进行了一项新颖的合作，即将其对于基础设施的运营和远程监控与患者和医生的互动方式联系起来。Salesforce 公司是一家云服务提供商，提供客户关系管理工具，大多数主要销售人员使用这些工具来计划和维护与当前客户和潜在客户的联系。例如，2015 年 9 月，飞利浦、Salesforce 和荷兰内梅亨大学医学中心（Radboud University Medical Center）部署了糖尿病动态监测系统，以增强慢性病患者的自我管理和医疗护理的连续性。

因此，飞利浦公司正在将其强有力和安全的临床数据管理基础设施与 Salesforce 无处不在的数字营销云服务相结合，以创建新的整合能力。同样，当患者从传统的住院治疗转移到家庭或其他偏远地点时，公司将能够跟进，并更好地协调、管理和监控患者护理。

在住院医疗（磁共振成像、超声波等）领域，有着悠久历史的 GE 集团和英特尔公司（全球最大的半导体芯片制造商之一）也建立了类似的合作伙伴关系——CareInnations ™提供远程医疗服务，以推进远程监控、远程管理，并使患者及其家属和看护人员能够参与远程护理。

IBM 公司的沃森健康和强生公司提供了另一个例子。这两家公司正在合作，帮助患者为接受骨科手术做好准备，并为其提供康复治疗。它们的目标是通过移动应用程序或技术支持的门户网站为患者提供一个专家顾问，帮助患者更好地了解预期结果，以及何时应该寻求治疗。治疗后，同样的方法可以帮助患者遵守行动限制，然后帮助他们设定目标，以确保手术可以达到最佳效果。

沃森健康和美敦力也在进行类似的合作。沃森健康利用实时血糖监测数据和美敦力公司的自动血糖泵优化每个特定患者的护理，改善糖尿病护理管理。实际上，它们的目标是随时为患者提供各种"临床专家"。

基于云计算的电子病历公司——雅典娜医疗公司正在采取进一步的差异化方法，提供一套与 Epic 和 Cerner 等前述电子病历相当的管理临床数据和日程安排的工具，并通过改善其客户临床实践的财务业绩而获得报酬。与这一举措相一致的是，该公司获得并整合了 Epocrates 等风险管理工具和决策支持应用程序。它们现在正通过波士顿 Beth Israel Deaconess 的医院信息技术许可，将医师办公室和风险管理能力引入急性病医疗健康领域。

最后，以高通公司的高通生命公司为例。该公司是高通公司旗下的独立数字技术"平台即服务"子公司。[①] 高通生命公司是通过内部开发的技术与收购服务（如健康圈患者参与平台）的结合而创建的。该公司最近通过收购 Capsule Technologie 公司进行了扩张，后者在医院、卫生设施定位设备的连接和数据管理方面具有专门

---

① 高通生命公司开创了一整套技术，能提供将合作伙伴科技公司及其客户进行整合的解决方案。

的技术，这为高通生命公司提供了端到端的医疗生态系统能力，利用它们安置在正规医疗机构中的远程和移动设备，来跟踪患者的整个病程、治疗护理管理与咨询互动的各个方面。高通生命公司正与达维特健康服务合伙人（Davita Healthcare Partners）和 P2Link 合作，利用高通生命 2net ™设备连接平台和 HealthCircles ™护理协调平台，开发慢性病治疗护理管理解决方案，以实现对高危人群的持续照护和超前积极管理。它们的模式将是绩效付费服务，利用专有的预测模型和内部的临床呼叫中心。它们的目标是将心力衰竭和慢性阻塞性肺病患者的护理成本降低10%~15%，有助于医保偿付者和医疗机构过渡到基于价值的报销系统。

数字化健康企业所进行的工作很重要。它们优先满足病情最重患者的需求，减少可避免成本所占的比例并为其提供当前实用的治疗选择方案。它们是有能力的，而且它们拥有医疗设备类的基础设施和非常复杂、稳健的病历配置解决方案。

就市场和合作伙伴的动态而言，这些公司正在做的事情很复杂，因为它们正在现有市场内努力改变既定市场及其现有的客户群。正在进入数字空间的健康和生命科学公司拥有强大的供应商关系、高度精准的能力，以及对各自领域的信心。然而，它们也承受着以前运营中遗留下来的成本结构，这可能会限制它们在新的数字环境中取得成功的能力。

目前仍有待观察的是，人们的医疗环境是否能更容易地从昂贵和专业的医院环境转移到远程和家庭环境，以及数字公司的自身定位是否已经从患者家里和口袋里的智能手机中转变为治疗和健康伙伴。

创业型数字公司

由于数字化医疗和医疗数字化健康企业作为数字巨头在进入医疗领域具有明显的优势，它们似乎在阻止创业公司发出自己的声音。如图 8-2 所示，数字医疗创业基金每年的增速在 2.5%~4%。

但事实并非如此。创业公司通常会寻求适合自身的特定专营市场，如特定区域、特定疾病或特定条件市场，为医疗人员和患者创造价值，有时还会完全绕开传统的赔付途径以实现更直接的销售交易。

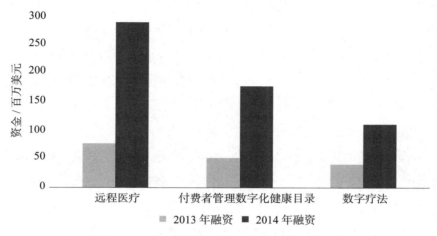

图 8-2　数字医疗不同行业融资资金快速增长

资料来源：Rock 健康报告。

Pager、Propeller Health、Preventice Solutions 和 Heal 这几家公司只是很多快速增长的崭新企业（正如本文中所述）中的少数代表，这些公司的出现让医疗行业拥有了新的数字化优势。例如，Preventice 就是通过将一款医疗设备（用到了与梅奥诊所合作开发的先进算法）、一款互动咨询程序和云服务架构相结合以实现先进的远程心脏监测。尽管到目前为止，它仍然只是一家主要由风险投资资助的创业公司，但它已经吸引到了像波士顿科学（Boston Scientific）这样在当前市场上占据领先地位的合作伙伴。波士顿科学公司执行副总裁及心律管理业务主管乔·菲茨杰拉德（Joe Fitzgerald）认为，医疗体系需要"从海量的患者数据中发现有用的临床线索，并将这些线索进行整合以改善临床决策的解决方案"，而像 Preventice 这样的模式可以"改善患者治疗效果并减少医疗开支"。

医疗行业中的数字经济

各种类型的数字医疗都会从根本上给市场带来新的经济模式。

传统上，刚刚涉足医疗健康领域的数字化医疗公司（如苹果、谷歌和亚马逊）通过创建可广泛使用的虚拟（和商业）基础设施来赚钱。应用程序商店就是一个例子，它通过一个虚拟的"场所"，让开发人员、内容公司和其他人员可以通过功能强大、安全且有吸引力的设备、移动平台、数据服务和应用程序生态系统来访问消费者。这些参与者使潜在客户可以访问产品，并且通常会在交易发生时获得销售收入的30%。它们正在将相同的方法应用于医疗健康。此外，它们正在使这些新的基于云架构的公司来部署其程序。为此，它们会使用各种收入模式，如针对每位患者的费用及特定服务的费用等。它们专注于患者，以网络和忠实的消费者关系网为据点开始扩展。对于它们来说，个人的健康、监测和护理管理应用程序几乎不需要增量资源，并且能为它们的合作伙伴（提供者/医生）提供了以适度的成本接近患者的框架。这是一种具有数字规模优势、符合数字经济学的方法，该方法已经取代并颠覆了其他大多数消费者的想法和面向消费者的市场。

正在进入数字领域的健康和生命科学公司面临着更大的挑战。虽然它们拥有强大的医疗系统关系、高度精准的能力，以及对各自领域的信心，但它们也带有以前运营中遗留下来的成本结构，这可能会限制它们在新的数字环境中取得成功的能力。与数字化医疗不同的是，这些公司只有在签订了服务合同的情况下才能接触到患者。在这种罕见的情况下，责任义务可能成为一种负担。而在这一点上，那些充满野心的颠覆性企业更具优势。

对当前、不久与之后的影响

不妨回想一下，过去人们去唱片行和光碟商店购买音乐产品、去零售店租借录像带，以及将去商场或购物中心购买假日礼物作为第一选择的那个时代吧。那时我们仍生活在一个物质世界中，需要自己主动进行调研并在各种路途上花费时间和精力，才能获得自己需要或想要的东西。过去可能需要花几小时到几周的时间才能完成的事，到现在却只需要几秒到几分钟就可以了，现在我们在一天内（在大都会区，某些项目甚至只需要几个小时）就可以下载到自己想要的东西。在绝大多数情况下，光碟商店和音像供应商已经不复存在了。

在数字化浪潮的合力颠覆下，经济产业的每一个领域都在发生变化，这导致新的数字医疗也在对当前的产业造成影响。尽管遭遇过挫折，但优步仍在很短时间内成为世界上最大的私人道路运输公司，并且如我们所写的那样，在本地邮包递送方面的尝试对 UPS 和联邦快递形成了挑战。优步完成了以上这一切，但它自身既不拥有飞机、卡车，也不拥有汽车。在三到四年前，优步还只是一个概念，而现在它已经是一个被广泛应用的动词。同样地，爱彼迎（AirBnb）在夜间床位业务上可以和最大的连锁酒店媲美，而它自身却并不拥有任何房地产。葫芦网（Hulu）和奈飞等公司自身并没有基础设施，但与其他网络或电缆供应商相比，却能为受众传输更多内容。它们还在没有任何制作室的情况下创作出了更多的原创内容，这无疑会同时对电缆基础设施供应商和内容供应商带来极大挑战。

这些公司正在发明和部署新的运营模式，并在几个不同的领域采用完全不同的运营经济学。我们预计医疗健康服务和诊断也会走上类似的道路，因为当前的技术已经具备了实现同样转变的条件。当你讨论腿疼或半慢性疲劳时，为什么护理管理程序中不接受从家里的无线设备、智能手表，或者与医生的短信中获取你的体重和血压数据的想法呢？近年来，Salesforce 云计算公司成为客户关系管理领域的领军企业，该公司也正押宝于此。Salesforce 最近宣布创建 Salesforce 健康云，这一患者关系管理解决方案将整合来自多种来源的患者数据（如电子病历、医疗设备和可穿戴设备），使医疗护理协调员全面了解其患者。Salesforce 健康云提供了有关补充药物和预约的警报，以及促进患者与其医疗护理者之间对话的信息，它代表着一个全面的、数字化的、价值驱动的创新，它牢固地建立在患者病程的基础上。Salesforce 并不是第一家涉足这一领域的公司，当然也不会是最后一家。

同样地，为什么一家医疗公司必须要拥有所有的基础设施才能为患者提供诊疗服务或产品呢？其实可能并不需要。

在接下来的几年里，我们有可能看到药店在当地的药房以正确的组合和特定的剂量打印患者所需的药品吗？

在未来几年，一个既不雇用医生，也不销售任何医疗设施的医疗服务提供商能否成为最大的医疗服务提供商？这是完全有可能的，而想象这一切的思维方式和我们所看到的驱动改革的思维方式是一样的。如果这意味着他们可以针对自己的大多数或所有特定需求，来服用一种容易吞咽的药片，而不是一天服用十几种或更多不同大小和形状的药片；如果这意味着他们可以避开交通堵塞、不必疲于寻找停车位、不必坐在候诊室干等，你能想到有哪个患者不愿意以另一种方式进行医疗健康消费吗？

与新型数字化医疗健康公司合作

为了实现对治疗效果和价值的关注，医疗部门渴望并正在朝着这些目标前进，医疗健康需要相互联系、预测、预防、参与、激励和合作。这些新的数字化医疗显然有潜力将整个医疗管理系统连接起来——其中包含了所有正式的卫生设施、远程设置、办公室和家庭。它们可以把患者和医生、患者和患者、患者及其家庭成员、医生和医生之间联系起来。这些相关的基础设施（如技术、设备和平台服务）正在迅速得到普及。

而这将由医疗健康生态系统中的每个参与者来决定如何参与以及参与的程度。为了做出这些决定，我们应该提出这样的问题：

- 数字技术如何帮助我们实现我们所追求的结果？
- 我们该如何将数字颠覆纳入我们当前的产品中？
- 无论是直接竞争对手（医疗数字化）还是间接竞争对手（数字化医疗），它们如何取得领先优势？

- 我们需要具备哪些能力？我们应该如何通过构建、获取或协作来获得它们？

为了帮助找到答案，我们建议将以下五个考虑因素作为讨论和辩论战略的背景。

- **推动医疗价值的新解决方案需要将设备和人员互相联系起来。**这将适用于医疗保险商、医疗服务提供者、生命科学公司、患者、用户以及家庭护理人员。

- **这些新的解决方案需要全新的合作、风险与协同模式。**没有哪家公司可以仅凭一己之力就能联系所有的医生、用户、患者、家庭以及健康行业零售商。例如，医疗服务提供者可能需要和急救中心网点进行合作，从而将患者转运到方便、廉价的急救地点；医疗器械公司可能要与大的地区系统服务提供商和政府进行合作，以确保其技术和工具能够得到整合，从而实现创新性发展、盈利增长，达到更好的医疗健康成效；医疗服务提供者可以和医疗保险商紧密合作，从而实行针对广大人群的管理计划，这对医生和患者双方都有正激励作用；制药公司可以提供配套工具与服务，从而让能负担风险的提供商可以选择性地对那些真正能从临床干预中获益的人进行治疗。

- **新的医疗数字化规模必须扩展以满足经济期望。**期待新的医疗数字化能够大规模开展，超越传统上我们看到的个别卫生系统和疾病状态的历史试点。新的医疗数字化将重点关注患者、疾病和国家的整体人口。要证明投资范围的合理性（通常是数千万至数亿美元），就需要跨全球疾病的规模。

- **消费者、患者和医生将接受新的医疗数字化。**医疗健康是一个充斥着排队、文件和官僚主义的世界。在这样一个世界里，消费者、患者和医生都会欢迎新的医疗数字化。他们明白新的医疗数字化将简化他们的生活，改善他们的医疗护理和健康，这也意味着新的解决方案可能会快速地进入市场并提供全新的价值来源。

- **需要立即采取行动，应对和采用新的医疗数字化战略。**尽管这些新的数字化医疗公司无疑是在进行长期规划，但它们的商业模式大多强调年复一年和半连续的创新。如果你正在等待新的功能和证据，那么你可能已经错过了机会；如果你想让时间来"调整模式"，其他人可能会提供你已达成目标的价值。这与试错无关，相反，快速部署的伙伴关系证明了各种方法的有效性。这是一个不断完善的过程，并关注发展规模和长期经济效益，并使其成为新的标准。

数字化医疗健康公司的定位、功能与剖析

在所有我们讨论过的模式和公司中，数字化医疗健康公司（初创公司除外）在全球市场的影响力最大。精益创新者是无情的成本管理者，它们在寻找创新的治疗套利机会；以患者为中心的创新者则在寻求确保它们的疗法的价值；价值创新者通过新的整合服务驱动价值；数字化医疗健康企业则通过无所不在的方式进行竞争。它们的设备出现在每个人的口袋或钱包里；它们的运营平台具有全球规模，并超越了行业和用途；它们的服务支持基本的家庭内部和组织内部通信；它们正在为整个城市提供数字基础设施；它们是非常具有技术性和科学性的。虽然这些公司曾经以消费者为中心，但现在它们为大多数大公司、非营利组织、政府、家庭和社交圈提供基础技术。

最终，它们具有形成颠覆性变革的历程和前景。过去的产业——摄影、唱片、书籍只是其中的一小部分——已经完全被新的设备、分配和支付方式所取代。它们从一开始就已经理解了价值决定论的概念。在传统活动领域找到人们愿意为之付费的新的运营方式和新的价值来源，正是它们实现颠覆的方法。它们的经济运营模式比它们所颠覆的更为优越，这让它们在新兴投资和服务延伸方面能赶超旧有的公司，如图 8-3 所示。

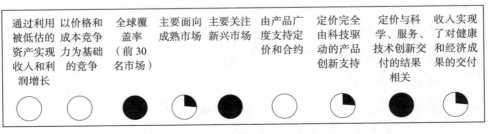

| 通过利用被低估的资产实现收入和利润增长 | 以价格和成本竞争力为基础的竞争 | 全球覆盖率（前30名市场） | 主要面向成熟市场 | 主要关注新兴市场 | 由产品广度支持定价和合约 | 定价完全由科技驱动的产品创新支持 | 定价与科学、服务、技术创新交付的结果相关 | 收入实现了对健康和经济成果的交付 |

图 8-3　市场定位（公司想在市场中占据怎样的独特地位）

在许多方面，它们都有一个不寻常的优势，即不生产最终解决方案，而是将所有的支持技术、工具和基础设施整合在一起，并允许其他人完成整个过程。例如，苹果公司的 ResearchKit 并没有收集或存储患者数据，而是提供了一套工具、标准和应用程序编程接口，使医疗机构或生命科学公司能够在苹果的 iOS 设备生态系统内自行完成这项工作。最终是失败还是成功取决于部署点解决方案的组织或公司。苹果或谷歌公司的价值体现在它们的方法被广泛采用，而这些举措中有一小部分成了"杀手级应用"，或在某种程度上对我们的工作和生活至关重要。

这些组织具有高度发展的运营能力。苹果公司的供应链通常被认为是公司的一项关键能力，能使它们精心策划并开展在全球范围内推出数百万种设备。拥有顶级安全性、可靠性和能源管理系统的托管数据的设施是全球此类行动中规模最大的设施之一。因此，它们对于全球、整个行业和人口规模的观点都得到了全球表现最佳的业务的支持。请记住，这些组织的业务如此庞大，使最大的生命科学公司相形见绌，尤其是在其数据、分析和数字基础架构方面，如图 8–4 所示。

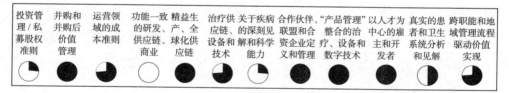

图 8–4 差异化能力（驱动市场地位所需的关键能力）

数字化医疗健康公司从一开始就强烈地以消费者和顾客为中心。它们有广泛宣传的行为准则，强调它们的消费者的首要地位 [例如，谷歌的"不作恶"（Do no evil）]，指导它们的内部决策、业务、工程团队的目标，以及全面进入市场的方法。它们具有先进的技术优越性，并且这些技术能给消费者和顾客的生活带来变化。因此，它们拥有紧密耦合的内部功能、定义良好且易于理解的决策过程（紧密集中，如苹果和三星；或者有意分散，如谷歌），以及围绕技术和创造新的终端市场的关键外部合作。只有具有严格管理的资源、高度先进的财务和供应链管理能力，以及协调供应商的投资和能力的时候，它们计划的发展规模和范围才能得以实现。这种关系是如此紧密，以至于作为新的数字医疗健康企业，它们的估值与其供应商的估值是紧密相关的。这远不止是一个有益的供应商生态系统，还是一个纵向和横向一体化的财阀，[1] 如图 8-5 所示。

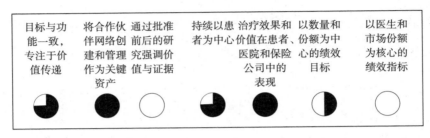

图 8-5　绩效剖析（如何组织成功）

同比增长、平台内的消费者总数，以及这些客户在多种服务中不断增长的盈利能力，将继续成为衡量成功和业绩的关键指标。虽然公开市场制定了季度和年度财务目标，但这些机构也着眼于长远，将未来业务的要素放在今天。现在，亚马逊公司将单独报告 AWS（健康云、研究云以及其他健康和生命科学服务的运营商），Alphabet 公司将分开报告谷歌和不相关的运营商（例如治疗、生命科学风险投资、健康和设备），IBM 将沃森和沃森健康分开，我们将会看到这类企业将把工作重心更多地投放在大规模投资、收购和增长上。

数字化医疗健康公司：颠覆与新的举措

新的数字化医疗健康公司是技术上和数字上的精明参与者，它们同时是关键的合作伙伴和潜在的颠覆者。数字化医疗健康公司通过消费者设备、国家级基础设施技术和新的云服务，展示了新的数字时代经济。它们已经把消费者带回到医疗健康

---

① 与采取结盟策略的企业集团相比，财阀则回归到对单个企业的严格掌控。

的核心所在——将消费者视为个人健康管理者和患者。数字化医疗健康公司在医疗系统中拥有数字基础设施，并与医疗服务提供者建立了深厚的关系。它们的服务范围涉及医疗护理整合、急诊患者远程监测、诊断过程和预测分析。在短期内，它们显然将有助于提高医疗系统的效率，因为它们能够影响急诊患者的治疗效果和费用。

但我们可能还是无法估计它们的潜力。想想阿普雷西亚（Aprecia）制药公司吧，该公司在 2015 年 8 月宣布，其 3D 打印版本的药物 spritam 已经获得了 FDA 的批准。spritam 是一类用于治疗癫痫的药物，这种特殊的药物的基本好处似乎是易于吞咽。但是，阿普雷西亚称之为 ZipDose© 的新颖的、专有的 3D 打印方法，实际上可能标志着定制化医疗的开始。想象一下，以亚马逊和谷歌的能力，与 CVS 健康或沃尔格林合作创建一个新的价值链，该价值链从患者的远程诊断开始，符合用药指南和诊断依据的自动化电子处方将在几个街区外的药房进行局部 3D 打印，并在一小时内送到患者手中。我们有基础设施、先进的分析、生产技术和交付基础设施——我们还缺少什么呢？

Healthcare
Disrupted

Healthcare
Disrupted

第三部分
建立新的组织

Next Generation Business Models and Strategies

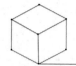

Healthcare
Disrupted

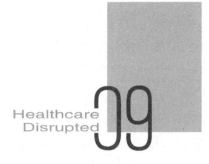

Healthcare
Disrupted

09

走向合作和竞争的新模式

从根本上讲，所有新的医疗健康业务和运营模式必须迅速采取的是协作技术；建立能够创造价值的伙伴关系的生态系统既是战略上的，也是运营的必然要求。问题在于，这种背景下的协作也为该领域的许多企业开辟了新天地。

当一家制药公司或医疗器械公司要同时赋予其产品治疗和数字化的属性时，就意味着它要和以前从未接触过的组织建立从未有过的合作关系。只有这样，它才能和一个精心调整过的来自真实世界的数据、数据分析、传感器、设备和数字应用系统合作，并在其中运行。只有这样，它才能建立一个数字化企业的基础，跟上颠覆性变化的步伐，才能进入全球数字化基础设施的同盟，以便在人口层面开展合作并利用数字经济。

在数字世界中，合作和竞争有时似乎并不遥远，但在这个新世界中，伙伴关系、协作、合资企业以及竞争对手与其他医疗权益相关者的人口规模试点将占主导地位。这些不太可能的合作关系将重塑整个医疗健康行业价值链，从研发到供应链，再到临床。

没有一家公司能通过单打独斗的方式取得成功。但优势是，很少有关系会是排他性的，这就是以数字和云为中心的运营模式的本质。对专有方法的保护将来自快速实现规模发展、加速和应用有意义的信息数据以及设定交付价值的步伐。

***

医疗健康系统仍受到限制医保提供者、医保偿付者和制造商之间相互作用的法规的支配。这些法规中有许多是有某段时期的特定背景的，即当时医疗机构仅提供医疗健康服务，制造商仅销售自己的产品，而医保偿付者根据医嘱执行的程序进行报销。它们使医疗健康行业参与者彼此保持距离，以防止影响决策和资金流向来支配医疗市场，并将重点放在临床证据上。

但如今，医疗机构越来越多地同时管理临床和财务结果目标。医保偿付者正在承担医疗护理和临床成效的责任。制造商们的产品定价可能受到疗效验证的驱动，或者它们可能会承担达到疗效的风险。越来越多的医疗健康行业参与者拥有相同的信息和分析需求。

识别、设计和实现价值所需的能力和范围超出了任何一家公司。因此，以患者为中心的创新者和价值创新者正在与区域卫生系统、能够在远程和家庭环境中提供医疗护理的先进技术公司以及新的医疗健康数字技术建立关键的合伙企业和个体关系。

这些新的协作形式直接促成了新的商业和经营模式。它们还呼吁对新技术进行联合投资，并共同形成新用途和新市场。这意味着，即使这些组织一起开辟了新的领域，它们也在改变竞争的本质。数字商业模式和数字医疗的优势是通过规模来创造的。规模带来影响，因为任何给定的解决方案都可能成为新的标准。随着平台的广泛使用，可操作的信息数据会加速增多。因此，数字经济在很早的时候就开始盛行，这为那些较早开展合作的公司创造了优势，而在某些情况下，后来者很难证明其投资是合理的，也很难获得为迎头赶上而可能需要的合作伙伴关系。

来自"外部"的关键创新

在理论上比在实践中更容易接受这样一个事实，即更多的创新可能来自组织和公司之外，而不是内部。如今即使不是大多数领先公司，也有许多公司是创新者，而市场创新量数倍于任何单一公司。

以制药公司研发的演变为类比。回想一下 20 世纪 90 年代的样子，制药公司已经从一个内部集中、横向整合、以非生产性整合为主的功能完全转变为一个外部来源、高效率和高度协作的系统。在这一转变之前，许多生命科学和研发机构曾试图"单干"，努力理解疾病的病理生理学，并找到新的疗法推向市场。然而，现在的研发越来越多地发生在集群区域——学术研究和制药企业活动异常集中的领域，例如美国马萨诸塞州的坎布里奇（Cambridge）、加利福尼亚州的旧金山，以及瑞士的巴塞尔。

这些地区如今都是创新的强大引擎，在那里，创意由学术中心所研究发现的基础科学洞见向生物制药和更大的制药伙伴关系中的全面临床开发和商业化转移。最初的基础研究通常由政府资助。当研究开始显示出发展前景时，创业天使基金通常就会提供资金来创建公司，将早期项目推进到具有实质意义的里程碑阶段。在此基础上，如果成功，由风险投资支持的公司会将这一创意转变成一种具有市场的治疗方法，并将其以首次公开募股的方式进入市场，或者被一家更大的生物制药公司收购。这是一种具有高度生产性、相互依赖和协作的模式。任何一家公司都不可能凭借自身的力量，将创新所需的差异化能力、人才、融资和文化整合到一起。

现在，不妨考虑一下对新型创新形式的需求，以在"批量"世界中交付成果和价值。所有基于价值的商业模式都将被数字赋能并驱动，以数字化速度向前推进，并以数字化方式推动经济增长。它们将需要一个关键的合作伙伴（有时是不太可能的）和合作者网络，并按照市场的节奏进行创新。

和客户一起进行价值创新

生物制药和医疗设备公司过去将医疗服务提供商视为客户，目标是建立忠诚度，提高它们购买产品的相对份额；医疗机构和私人保险偿付者将制药和设备公司视为可能推高其成本的产品供应商；卫生服务提供者通常也如此，并且感到有责任去考虑采用最新批准的疗法，以获得相关经验。所有各方都在一个数量的范畴中被充分考虑到。

然而，当我们将视线转移到价值时，我们关注的就是患者治疗效果，以及以更高的效率提升人口的健康状况，因此和客户的合作就有了新目标。健康服务提供者、医疗机构、消费者、药企以及医疗设备公司都将从所建立的合作关系中获益[①]。

2015 年 8 月，诺华制药公司与威尔士国家健康服务中心联合推出了一项基于治疗效果的计划。该计划对品牌或产品保持中立，以全体患者（例如，当代与糖尿病相关的心力衰竭的患病率达 70%）为重点，并全面关注系统重点和干预措施。它明确了以下内容：

- 综合介入治疗。处理风险因素、临床和操作路径、绩效管理、技能培训、心态和行为改变以及其他相关因素。
- 关注多发病。采用"全体患者"、多因素视角。
- 多种药。不局限于任何一种药物或医疗设备。

该计划可与我们在第 7 章中描述的 2015 年波士顿科学与瑞典卡罗林斯卡大学医院的合作项目相媲美，目标是开发一种综合方法，以适应斯德哥尔摩县议会制定的新的基于价值的报销和人口健康目标。

飞利浦则提供了另一个例子，该公司采用了一种医疗健康数字化的方法。2015 年，飞利浦公司与纽约州瓦尔哈拉市的韦斯特切斯特医疗中心健康网络（WMCHealth，在 2013 年与佐治亚州 Regents Medical Center 建立类似关系之后）建

[①] 健康服务合作关系的法律问题可以说是非常复杂的。我建议读者在考虑健康服务提供者、生命科学公司和健康付费者之间的合作关系时咨询相关领域的法律顾问。药企和健康服务提供者之间的关系可以被简单总结为"公平市价"，其可以评估所交换的技术和服务的价值以及为了确保避免被认为是影响产品选择、销售量和相对市场份额的诱因所做的投资。

立了一个价值五亿美元的多中心合作模式，并在其 HealthSuite 云服务和技术的基础上，为整个卫生系统和远程医疗场所提供连接。而建立这些关系的目的在于寻求定义和部署新的以患者为中心的护理模式，以支持在价值驱动的报销环境下的人口健康管理服务。

默克（Merck）公司在 2012 年和 2014 年分别与 Regenstrief 学院和 Maccabi 健康服务公司建立了合作关系，以推进现实世界的信息数据分析，帮助优化患者治疗和疗效。这两种合作关系都涉及访问大量真实世界的电子医疗衍生数据，并在先进的大数据分析环境中提出见解。

2015 年 8 月，英特尔公司与俄勒冈健康与科学大学（OHSU）以及其他癌症学术中心合作，致力于推进癌症和其他疾病的分子数据解读，以帮助进行更精确的治疗选择和治疗监测，这种模式已经被视为"下一代"的标志。作为合作的一部分，英特尔公司组装了一个安全且符合 *HIPAA*[①] 标准的多站点基础设施，用于共享患者的电子病历以及分子和基因数据。

英特尔公司清晰地看到了可以在一个与互联网本身发展速度一样快的领域提出有意义的见解的机会。如表 9–1 所示，在未来几年内，每年通过基因测序和基因组分析创建的新数据量将超过在 YouTube 上创建的数据量。

这些还不是全部。

2015 年 8 月，埃森哲公司与杜克大学、杜克卫生系统（Duke Health System）开展了类似的合作，为不同患者的治疗方法和临床干预措施的有效性提供预测。联合小组将利用先进的预测分析工具来确定最有效的护理管理干预措施，以最优成本在最短的时间内优化患者的治疗效果。

---

① 即美国1996年通过的《健康保险流通与责任法案》，该法案为个人健康数据提供专门保护。

表 9–1　　　　　　　　　　　　2025 年大数据的四大领域

数据阶段	航空	Twitter	YouTube	遗传学
获取	25ZB/ 年	50 亿 ~150 亿推文 / 年	5 亿 ~9 亿小时 / 年	1ZB/ 年
储存	1EB/ 年	1PB~17PB/ 年	1EB~2EB/ 年	2EB~40EB/ 年
分析	原位数据缩减	挖掘主题和观点	获取受限	异构数据分析
	实时加工	元数据分析		变量调用，大约 2 万亿 CPU 时
	大量数据			基因组配对，大约 1 万兆 CPU 时
转移	从天线向服务器转移的专用线路	小单元分布	现代用户的主要宽带组成	大量小数据（10MB/s）和少量大数据（10TB/s）转移

同时，风险投资支持的 TriNetX 公司正在与参与 i2b2[①] 倡议的全球医疗机构参与者网络合作。该公司正在为试验设计、前瞻性招募和监管临床试验研究或不干预观察研究提供直接互动。它已经建立了一个由患者和专家意见组成的动态的协作网络，而在不到三年前，这在技术上还是不可行的，而且因其成本高昂，出于竞争原因而未被考虑。

我们可以把这些例子看作"亮点"的一部分。这类合作有可能改变整个医疗健康价值链。患者群体的信息数据可以来自丰富的基因组、遗传和路径生物数据协作，从而加快在毁灭性疾病中确定新的治疗靶点所需的时间，以增加对该方案成功的信心。这些相同的数据，结合医疗机构信息数据，可以推动形成一种新的方法，以便进行早期临床试验设计和执行，其重点是最有意义的终点和现实世界的相关方法。当我们对使用基因组、遗传、表型和其他现实世界的数据源来选择特定的治疗方法进行描述时，我们会使用"精准医学"这个术语，但是"精准"最好设计成方法，可以从生物目标识别的早期阶段和设计到调节的临床试验管理的设计入手。

---

① i2b2，即 Informatics for Intergrating Biology and the Bedside，整合生物学和临床信息学。

随着数字医学和新技术的出现，以及以客户为中心的协作决定了医疗健康公司的创新方式，我们将研发视为一个连续的过程，其中肯定会包括传统的提出新药监管阶段，但是越来越多的价值将来自对现实世界持续的洞见、先进的分析工具以及数字医疗服务带给患者和卫生系统的价值。

我们坚信，医疗服务提供者与行业的合作和倡议将进一步增加，就像我们看到医疗机构与医疗机构间的项目规模、医疗机构与疾病协会以及医疗机构与医保偿付者的倡议形成一样，这些趋势共同确保了更多、更快地获得联盟数据源、技术专长和不断发展的洞见。

这些都是关系的新形式。围绕产品份额和提高忠诚度的激励措施所展开的对话越来越少。医疗机构、医保偿付者和医疗健康提供者之间的关系正变成以价值为中心，并围绕共同责任进行协调和高度互动。这些关系提供了获取人口规模的真实数据的途径，提出了关于如何优化以患者为中心的医疗护理的新观点，并广泛挑战了提供医疗护理的角色和能力的传统范式。利益各方为了患者和医疗健康系统的利益，也加入了这些致力于医疗改革的新关系。

趋于融合：站在治疗、设备和程序的交叉处

虽然高层间围绕产品份额和增加忠诚度的激励措施所展开的对话越来越少，但是聚焦于治疗、设备、数据和程序是如何交互的以及各种类型的利益相关者将如何在共同体中共享并获取其利益的对话越来越多。

例如，以患者为中心的创新者、价值创新者和新型数字化医疗健康公司都有着相同的洞见，即健康和健康护理是需要系统思维和解决方案的系统。它们进一步认

识到，稳固的系统很少是中心和辐射型的，更确切地说是网状网络[①]。从历史上看，今天部署以价值为中心的战略的公司都是单点解决方案提供商。在未来，我们看到它们的解决方案正在驱动价值，并需要一套互补技术来识别特定患者（通过实际的数据和分析），在远程环境下评估健康状态（通过传感器、可穿戴设备和其他设备），并提供支持医疗护理管理的服务（通过整合患者治疗管理解决方案）。

数字化医疗健康组织——特别是其中的大型平台服务商和领先技术公司，实际上正在通过创建一系列广泛的、相互加强的活动来支持这类网络。这些活动涉及医疗服务提供商、治疗学、医疗设备和医疗服务公司。即使它们将临床决策支持计划与医疗机构联系起来，它们也会将网络扩展到包括零售药店和雇主的项目。这些技术的共同之处在于提供了远程传感器和监控技术、高级分析和机器学习，以及新的医患共同参与技术的整合。

高通生命公司在医疗机构合作以及与领先的制药和医疗设备公司的合作中一直非常活跃。该公司最近宣布与达维塔（DaVita）合作实施一项关于心力衰竭远程医疗护理管理的计划。它们正与美国马萨诸塞州康科德市艾默生医院的 P2Link 合作，针对慢性阻塞性肺疾病和心力衰竭患者进一步部署相同的技术，以更好地实现"三重目标的承诺"：为已经提供优质护理的 30 万名患者提供更好的就医体验、更好的治疗效果和更低的成本。

例如，在 2015 年初，罗氏制药公司和高通生命公司宣布了一项战略合作。它们可以为"联网的慢性医疗护理管理和远程管理解决方案提供数字功能，以增强对患者的护理，从而使医疗机构能够以高科技、高接触模式与患者异步通信，最大限度地降低结果报告中出现错误的风险"。类似地，诺华制药公司宣布成立一个合资基金——DrX Capital AG，以推进对新的数字商业模式、数字药物以及为患者和医疗系

---

① 在数字化商业时代下，网络部署正在成为一个重要的专业。传统上，枢纽辐射网络是主要的设计——一个核心和多个不同的分支。如果核心失败，整个网络都将受累。相对而言，网状结构是自愈的，一个核心失败时，将由另一个核心替代。颇具价值的安全的匿名体系可以扮演任何角色。它们在围绕失败核心的周围路径或其他阻断处的网络中无所不在。同时，它们是高效的、简单的和便宜的。

统提供价值的关键数字基础设施的投资。此外，诺华制药公司正在启动一系列数字化工具和技术的新临床试验，这代表着诺华制药公司在获得批准并投入商业运营后可以向患者和医疗机构提供这些工具和技术。

瑞士巴塞尔的罗氏制药公司和美国马萨诸塞州的坎布里奇基础医学公司共同创建了一种多方合作关系。前者是一家基于下一代基因测序的医疗诊断公司，后者是一家个性化癌症治疗选择公司。罗氏制药公司首席运营官丹尼尔·奥戴（Daniel O'Day）在 2015 年 4 月指出，"分子信息在癌症治疗和管理中发挥着越来越大的作用"，双方的合作可以"优化癌症患者新治疗方案的开发和获取，并推进肿瘤的个性化医疗"。

从最早的研发到为以患者为中心的供应链奠定基础，合作和技术都将聚焦于改善医疗模式健康对整个价值链的影响。直接将技术与洞见相结合的研发方法被应用到实际临床环境中，例如罗氏 - 基因泰克 / 基础医学关系，以及高通生命公司和诺华公司之间的关系。这两个例子说明，确保价值从一开始就是该计划不可或缺的一部分，确保我们的方法与精准医学的目标一致，并且始终以患者为中心。这是洞见的源泉，推动着优先次序，并被引入临床研究的设计中。

在这方面，医疗健康业可以从其他行业学到很多东西，例如消费电器和消费品行业，这些行业虽然不断应对市场波动，但具有丰富、触手可及的数据优势。具有数字赋能和整合运营模式的以价值和患者为中心的公司将通过整合规划、以患者拉动产品供应和位置优先级来预测和改变市场趋势、医疗机构需求和患者需求。要实现这一点，传统供应链必须转变为以分析为核心的数字化价值网络，而公司必须调整传统的供应链思维和运营模式，使之适应患者，将患者的需求转化为对产品、个人和远程设备以及治疗护理地点的新要求。

我们看到，大型服务平台和先进技术公司在医疗服务提供商、治疗机构、医疗设备和医疗服务公司之间创建了一系列相互促进的计划。例如，IBM 公司的沃森健康中心已经与医疗服务提供商一起启动了临床决策支持计划，以简化复杂的多因素临床决策。它还通过与 CVS 的广泛合作，进入了零售药店和雇主项目。正如 CVS 首席医疗官特洛伊·布伦南（Troy Brennan）博士在 2015 年 7 月接受《福布斯》（*Forbes*）采访时指出的那样："这种合作使我们能够了解其他健康信息来源如何帮助预测健康状况的恶化或需要干预的患者、慢性病。例如，我们可以从诸如 FitBit（健康与健身智能手表）之类的追踪器中了解有关患者活动水平的信息是否能帮助我们确定患者健康恶化的风险。"这项合作的明确目标是为卫生系统从收费医疗过渡到基于价值的报销系统提供可操作的基础架构。

这些医疗系统、药品福利管理和消费者药房零售协作的基本功能与美敦力、强生和其他公司建立的生物制药协作相联系。这些项目致力于通过创建一个连接远程血糖监测器、胰岛素泵、个人活动设备等类似"物联网"的网络来改善糖尿病治疗护理。该网络将共同产生创建患者病程的实时、实用的洞见。它还将使那些对实现最佳治疗效果至关重要的患者活动与提供商医疗系统内发生的活动保持一致，从而形成一种专家数字顾问和医疗护理助理的形式。

以新型数字医疗公司 Salesforce 公司为例。这家拥有大规模数字基础设施的公司推出了一个整合医疗机构、临床医生和患者之间的医疗护理的平台。该平台是通过三个卫生系统的试点开发的：Centura Health、Radboud 大学医学中心和加州大学圣地亚哥分校，还有一家医疗设备和用品公司 DJO Global。它还被进一步用于为患者医疗护理提供服务，使生物制药和医疗设备公司的基础设施转变为"以患者为中心的创新者"和"价值创新者"。其中一个例子是飞利浦医疗公司的健康套件云服务，该云服务与 Salesforce 的健康云相融合，包括一个心脏监测表、血压监测器、身体分析秤和耳温计，所有这些设备都将数据传输到云中，用于心血管和肌肉骨骼疾病的高级集成分析。飞利浦公司进一步与亚马逊 AWA 的竞争对手 Rackspace 和阿里巴巴合作，为其健康套件数据提供云托管服务。这将更加促进飞利浦公司将以医院为中心的产品与以消费者导向的解决方案联结起来。

通过与医疗机构、卫生当局、医保偿付者、制药公司和医疗设备公司的平行计划，正在共同开发、集成、试验和部署关键的远程传感器、远程监控技术和数字参与基础设施。这种趋势正在改变医疗健康的发生地点和方式，以及实现价值的方式，并进一步重塑行业的整体创新和供应链。制药、生物制药和医疗设备公司正在考虑的整合技术解决方案起源于或验证于卫生系统和卫生当局。

这些合作和伙伴关系的目标是一致且双赢的：通过整合技术和数字解决方案，推动患者的治疗效果、优化治疗选择、缩短住院时间、避免差错和再入院。这些技术将定义新的"智慧医疗"类别，因为生命科学公司以其传统核心——治疗产品——为基础，通过患者治疗护理服务、新的合同结构以及潜在的全新业务来确保价值的实现。

绘制数字化蓝图：数字消费者和数字医疗的交汇点

数字化因素需要深入研究证明。我们无法想象一个大规模广泛部署的解决方案会无法确认消费者的口袋里、钱包里和家里有什么。如果远程监测技术、传感器和高级分析工具能够给以价值为中心的公司的产品重新下一个定义，那么庞大规模、无处不在的远程数字化医疗和新的数字化经济代表了它们的基础设施和新的解决方案的基础。这将涉及以下几个方面。

- **重新定义患者关系**。这些关系将变得更有自主权，更活跃，更能自我引导。
- **创建新的数字运营合作伙伴关系**。新的数字协作不再强调劳动力市场套利和单位成本，而是倾向于在供应链、客户运营和患者服务中创建人工智能。
- **即时存取但并不拥有大量资产**。在大规模数字化运营模式中最具突破性的洞见是，要实现相同的有效控制和经济改善，所有权并不是必需的。
- **通过模式瓦解边际经济**。随着时间的推移，数字远程监控、数字互动和数字医疗的实施将基于消费，或者以有限的增量成本或趋于零的成本提供无限制的访问（即量的价格，这相对于基于消费，相对于"你能吃的一切"）。

例如，当加利福尼亚州库比蒂诺（Cupertino）^①的苹果公司宣布推出研究工具包和健康工具包时，斯坦福心血管健康中心发布了一个早期的应用程序，试图让参与者参与一项长期的临床观察研究。它们在一天内召集了 10 000 多名参与者。该项目的医学总监艾伦·杨（Alan Yeung）指出："正常情况下，要让 10 000 人参加一项医学研究，需要一年的时间和全国 50 个医疗中心一起行动，这就是电话的力量。"

新的数字运营基础设施和规模在医疗健康服务提供者、卫生当局、医保偿付者或生命科学公司中从未出现过。这种全数字化的基础设施减少了对资本和高度专业化人才的需求。多年来，它的价格一直在下降，可以按消费付费，而且成本更低，利用率更高。它进一步解放了运营，使其朝着数字化智能供应链的方向发展。数字运营模式允许更高的灵活性、更快的速度和大规模创新。由于这些模式充分利用了数字经济，并为客户和消费者之间的互动提供了更多的机会，因此从本质上讲，它们的成本效率更高。

以数字运营为动力的数字商业模式为数字经济提供了机遇，它们以接近指数级的增长率迅速扩大。优步公司已经对行业造成了巨大的颠覆，在其进入全球主要市场的两年内，出租车和预约专车业务都出现了下滑，这包括出租车许可证和牌照的迅速贬值。优步公司甚至有能力利用其无资产运输基础设施（如区域内包裹递送）的优势抢占邻近关系业务。优步公司在其关于"高级分析和数字人才"帖子中指出，其目标是"在全球范围内搬运真实的人和资产，重塑运输和物流"（见图 9-1）。

---

① 苹果电脑的全球总公司所在地，位于美国旧金山。——译者注

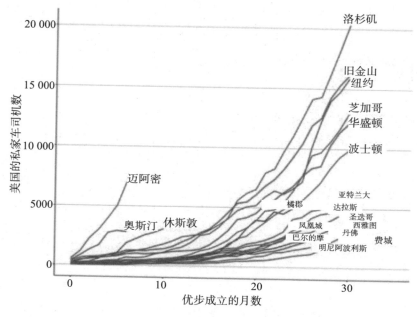

图 9–1　优步征服世界

　　我们在其他领域也看到了同样的数字经济趋势，比如谷歌公司在移动广告领域与 Acxiom 、Alliance Data Systems 旗下子公司 Epsilon 以及甲骨文公司旗下 Datalogix 合作。与这种模式相抗衡的是苹果的应用程序生态系统，它可以作为一个并行的生态系统来阻止、包容或并肩竞争。在这两种情况下，苹果应用程序生态系统雇用的人比整个好莱坞还多，而且在美国和欧洲，它正在创造数十万个新就业岗位——比所有主要制药公司加起来的人数还要多。2014 年，欧盟负责数字议程的专员内莉·克勒斯（Neelie Kroes）在接受英国《金融时报》(Financial Times) 采访时指出："应用程序经济创造就业和收入增长的速度令人难以置信。还有哪些行业能每年增长 25%？这种连锁反应远远超出了应用程序制造商本身。苹果和其他公司已经开始了一场经济革命，我希望欧洲在这场革命中处于前沿和中心位置。"既然如此，我们有苹果 iOS 生态系统的财阀来对抗谷歌搜索和移动平台企业集团。

　　生命科学公司需要在两个关键维度上明确定义它们的位置：（1）它们与客户关系中的数字化强度；（2）反映在运营模式和走向市场的各种合作伙伴团体中的数字

多样性。

客户和消费者对数字化强度的期望水平不同。根据对数字技术的适应程度，客户大致可以分为以下四类。

- **传统客户**。依赖于传统渠道和交流方式。然而就连它们也会留下数字化痕迹。
- **实验型客户**。根据所传递的价值选择性使用数字化。它们正在探索自己的经验如何在数字化世界得到提升。
- **过渡型客户**。接受数字化是一个好的事物。它们尽可能广泛地应用数字化，但可能并不总是如此。
- **精通数字技术的客户**。（数字化程度最高的群体）使数字技术融入它们生活的各个方面。移动访问和参与是它们的新领域。

顾客越是"传统"或者"懂行"，与数字化医疗的合作和伙伴关系就越重要。

数字多样性将定义公司运营模式的关键元素，并进一步定义构建数字企业和运营的伙伴关系和运营联盟领域。它侧重于：（1）建立市场，或数字化的商业支持和直接的客户互动；（2）原材料采购，或将供应链数字化作为直接原材料或协调；（3）运营企业，或使企业核心运营基础设施数字化；（4）培养推动者，或允许企业文化、人才和多样性等方面向数字过渡。虽然一家公司可能会选择与谷歌的云服务和分析团队合作运营，但它可能会进一步寻求加快关键人才的招聘，并创建一种数字和分析驱动的文化（见图9-2）。

2015年，许多新型数字化医疗健康公司宣布了在医疗健康和生命科学领域的重大新投资、计划、技术和运营重组。这些公司正在创建数字健康和数字医疗的基础设施。因此，与它们合作的公司必须清楚它们为自己定义的战略，以及它们将要（和不会）承担的角色。成功的合作需要在战略方面保持少许谨慎，因为解决方案的一部分被整合到应用程序、云和其他来源出现的新的垂直市场计划中。

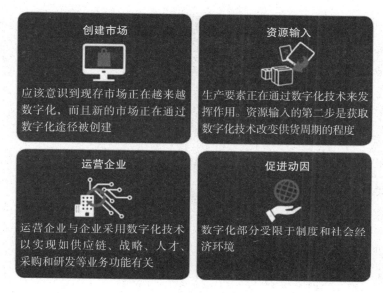

图 9-2　定义数字化多样性

竞争：保护业务

数字化生态系统和云技术的难题在于新的创新越来越容易获取。数字化生态系统有着清晰的标准，如苹果用于 HealthKit 和 ResearchKit 的 APIs 和 Swift 语言的研发等。云技术通过将新的创意、需求、标准等纳入体系共享来实现全球化的规模。想象一下，单独一家药企或医疗设备公司必须为它遇到的每一个医疗卫生系统和电子记录系统编写一个独特交互界面的复杂性——包括完成所需的时间、执行的费用和维护的费用，这将导致自己很快崩溃。这种对相同功能基础架构的普遍访问、可预见的成本下降以及不断增长的全球规模，是数字技术不可避免地成为增长催化剂的原因。这是必要的基础，但还不够。

优步公司从在不同消费层次之间分享出行服务进入实验性包裹递送。正如前面所述，有传言显示它可能寻求自动化交通工具作为另一项服务——本质上是与作为其最初业务基础的同样的司机和汽车资产竞争。这个提供了初始机会的公司通过邻近和更进一步的突破性行动，在新的资源增长和对他们来说是潜在可得到的巨大利益池上获得了一个放大镜，那就是数字化。如果能更进一步接近数字化服务模式，合作伙伴可能会变成竞争者。

你已经可以看到相互竞争的生态系统在不断进化。高通生命公司作为飞利浦健康套件和消费者连接设备的直接竞争对手，与领先的塞内电子病历公司和健康信息交换基础设施供应商 Orion health 合作。Orion Health 是亚马逊 AWS 健康云服务的重要合作伙伴，高通生命公司也是亚马逊 AWS 合作伙伴网络（APN）的一个有特色的互联健康合作伙伴。

类似地，IBM 的沃森健康和 Epic 公司也是合作伙伴，它和苹果公司同样是高级数据分析和可识别的计算驱动的疾病和人口健康管理方法的合作伙伴。苹果和 Epic 同样是伙伴关系，旨在方便患者从 Epic 电子病历系统中获取他们的健康信息。所以，有些相互高度依赖的数字化合作伙伴在研发下一代数字化健康管理和医疗基础设施时，有时也会成为竞争关系。

所以，解决方案是选一个同盟，还是创建一个，或者不用同盟？最可能的答案是每一点都涉及。公司需要通过伙伴网络创建和工作，记住以下几点。

- **获取重要真实数据和技术以积累洞见是基础需求**。以价值为中心的企业对真实数据有相当大的需求，同时决策制定和资源分配都是由分析驱动的。合作或竞争的动机常常被这个最基础的目标所驱动。如果数据能够完全可获取，那么合作的价值要比竞争大。如果数据获取被限制，那这个合作伙伴很可能就是未来的竞争对手。

- **关系将决定市场能力和渠道**。不是所有的技术和数字化基础设施公司都能提供全球扩张所需的全部服务。因此，网络途径需要全球化。这可以包括通过顾客关系、技术伙伴和传递价值服务进入市场的合作伙伴等。

- **点对点、治疗对治疗以及设备对设备竞争的观点可能不如特许合作伙伴网络重要**。在设备、传感器、数据采集、数据聚合和高级分析中，有越来越多的替代方法。因此，一个由已证明有能力一起合作的伙伴组织的网络可能比单一技术的协作或竞争更为重要。

- **数字化分布、大众化，并将能力推向极限**。随着时间的推移，云服务和云集成将使访问和成本大众化。最重要的竞争对手可能是那些能够比数字竞争对手更快地扩大规模、发现机会和降低成本的竞争对手。

数字化速度和经济要求将伙伴关系和协作视为一组可访问的功能，这些功能无需资产所有权即可带来影响。但是，真正的竞争优势将由以下几方面来定义：（1）向医疗系统和患者提供价值的速度；（2）所达到的市场和人口的广度；（3）这些客户和消费者不断赋予权力来改善医疗健康和健康管理。推动这一目标的公司和合作伙伴将成为我们关注的竞争力量。

改变促成合作关系

在这个医疗健康领域不断发展的协作时代，许多方面都是开放式创新 ① 的特例。在管理文献中，这个话题已经相当成熟。它也涵盖了更广泛、更明显的竞争前沿技术和洞见的主题。在这些主题中，协作解决问题和努力解决难题的价值高于专有性和专有思想的保护。

价值创新需要访问数据——来自许多不同来源的真实数据——以及来自这些数据的实用信息。虽然今天这些数据大部分来自二手资源和整合者（如联合医疗健康公司的 Optum 和 IBM 沃森健康公司的 Explorys 部门），但在未来，这些数据将越来越多地通过数据通道直接从医疗机构那里获得，而这些数据通道将实现医疗健康改革立法所要求的整合医疗护理管理模式。

价值创新需要远程监测和以患者为中心的服务，其潜在地与真实世界的临床决

---

① "开放式创新"这个概念是由加利福尼亚大学教职工亨利·切萨布鲁夫（Henry Chesbrough）提出的。

策支持工具相结合，是基于精准医学原理的，它可以确保患者和医疗机构最大化受益。这需要技术的整合，比如，整合了临床医生决策支持或者在患者家中的远程医疗监视器的下一代 DNA 测序技术。没有哪个个体或公司有足够的技术知识和才能去定义和开发这样一个解决方案，更不用说还要使其适合不同地区和患者的需求。尽管我们确实看到知识产权和某些工作方式是在这些合作关系中创建的，但我们还看到这个问题的范围太过宽泛、新洞见的价值是如此之大，以致受限制的合作所产生的花费可能比通过共享知识产权所导致的商业损失还要大。

从生命科学公司的角度来看，当下的顾客和供应商也许是最好的合作者。当事人对对方的成功越重要，他们合作的基础就越广。我们的经验提示我们，当合作在重新定义解决方案和通过一起合作成功解决问题以及达成协议的过程中有明显的优势的时候，风险最低，而获益最大。

就像技术能力的变化（以及市场随后的预期）是协作的催化剂一样，协作也是变革的催化剂。通过从最早的概念到全面商业化的整个过程中的协作，实现了研发创新。我们相信，为患者和医疗系统创造价值将受益于同样的催化剂。

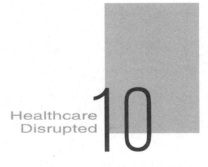

新医疗生态系统人才战略

　　人才将是公司在快速发展的行业内脱颖而出的最大优势（抑或最大的障碍）。但是想要招聘到具有新技能与新理念以及高管绩效的人才并不是一件容易的事。

　　任何一家成功走向以价值为中心的公司都有赖于其在促使员工为整个健康体系驱动价值的同时，使其具有与之相匹配的理念、规范、行为以及共情患者的能力。顶级人才将能够：（1）在所有的问题上都站在患者的立场，没有任何妥协和退让；（2）具备向患者和健康体系传递价值的责任感；（3）在决策制定时寻求真实数据并对其分析；（4）能合作且积极地管理公司内外伙伴关系，以支持价值驱动的服务组合；（5）以数字化速度运行公司的商业模式，并具备与之相称的经济学思维。

***

　　2015 年，拜耳基因（Biogen）公司重组，将原就职于戴尔公司的阿德里亚娜·安迪·卡拉布提斯（Adriana "Andi" Karaboutis）任命为技术和商业解决方案的执行副总裁，直接向拜尔基因公司 CEO 汇报。拜尔基因公司在关于这次人事任命的声明中称，"随着数字化革命的速度加快，安迪将会在改善人类健康以及支持为患者服务的群体的使命方面扮演重要的角色"。

同期，赛诺菲（Sanofi）公司也设立了一个新职位——首席患者官，PCORI 公司前副总经理安妮·比尔（Anne Beal）医生被任命到这一职位。谈到她的新角色时，比尔说："比本质内容更为重要的是为企业带来价值。通过生产更多的有效药物向患者传递价值，通过满足患者需求向医保偿付者传递价值，通过改善患者治疗效果向医生传递价值。"

我们在这里不是为了评估个人表现，更不是为了预测他们的任期、成功及其影响水平。最重要的是，拜尔基因和赛诺菲等公司都已经认识到在企业高层设立新职位的必要性。这两个职位都体现了我们所描述的那种企业转型，都强调了数字化技术在改变和提高患者诊疗水平以及在增加卫生系统价值方面的重要性，都强调了价值在最前沿的必要性，同时两者都预示了想要在快速改变的医疗健康服务领域超越别人，就需要与众不同的人才和新的能力。

通过人才实现转型

如果新的以价值为中心的生命科学公司有一个必须具备的基本特点，那就是它们是由患者领导的。所有的审议和策略都必须重视患者成为公司治疗和健康服务提供者活动的最大受益人的必要性。如果患者是公司运转的轴心，那么不论是对患者还是对医疗体系而言，价值创造都将是其自然产物。

最理想的是，公司内所有人都立即围绕共同的轴心来运转，但这在短期内是不可能实现的。所以，我们所需要一个计划，来创建由合适的技能和能力支持的、以患者和价值为中心的企业文化。要实现这一点，人才管理就必须围绕以下三个任务展开：（1）确保新招募人才是适合公司的；（2）确保公司内的学习和交互项目体现了新的中心和目标；（3）确保绩效管理思想和管理系统是同步的。

要实现这些，他们必须依赖广泛的真实数据作为他们必需的基础工具。以价值为中心的企业是基于数据和信息判断来决策的，它们普遍是以患者为中心的。尽管这听起来是理所当然的（为什么不是所有的公司都是这样做的呢？），但现实往往不是这样的，特别是当涉及制药公司和生物制药公司的时候，它们以往都是依赖于范围极窄的数据（临床试验数据）、启发式模式和遗留式模式来做出决策的。

例如，在以量为中心的组织中，患者病程模式通常是由营销机构开发的，缺乏任何来自真实世界数据的洞见。然而，在以价值为中心的组织中，患者病程模式将反映出对治疗标准的明确看法、不同的方法如何应用于不同的患者分组、不同的治疗环境如何影响模式，以及正视临床环境和家庭中的治疗护理差距，这些都可能阻碍最佳疗效的充分实现。以价值为中心的方法需要对真实数据的广泛访问、高级分析，以及能够设计正确问题框架并准确解释分析结果的人才。这些组织对数据的使用不可能是被动的，事实上，它们将不懈地追求支持价值的数据和确保价值的服务。

也就是说，我们已经确定的大多数商业模式——以患者为中心的创新者、价值创新者和新型数字医疗健康公司——需要三种不同类别的人才：数字化人才、高级真实数据分析人才和以患者为中心的人才。只有拥有了这些人才，任何使用这些模式的企业才能在这些领域建立并保持它们所需要的卓越能力。

数字化人才

数字化人才带来了颠覆性的影响，这种影响需要将以前的实体和"基于FTE"[①]的组织转变为无处不在、反应迅速，甚至具有预见性、成本结构随着规模而降低几个数量级的企业。如今，很少有生命科学和医疗健康领域的公司拥有这样的数字专业知识或深度。这类人才主要存在于消费、媒体和娱乐等行业中，也存在于那些有意成为新型数字化医疗健康公司中。

---

① FTE是Full-Time Equivalent（全时工作当量）的缩写，意思是计算完成某一类型任务所需的员工数的标准措施。

高级真实数据分析人才

基于价值的世界接受并依赖于电子病历中的大量数据、从个人设备中收集的数据以及社交数据。然而，迄今为止，生命科学和医疗设备公司还没有数字基础设施和人才来很好地使用这些数据。懂得如何利用高级真实数据分析的个人可能来自学术医疗中心、医保偿付者、以健康为中心的咨询组织和政府资助的医学研究实体等。如果没有这方面的专业知识，任何组织都无法实现校准价值、价值定价、管理价值、向卫生当局或风险承担者传递价值，或者真正以患者为中心。

以患者为中心的人才

说患者是一个组织的中心很容易理解。利用创建 PPT 和评估量表来引导讨论相对容易些，但是，如果没有具有这种思维方式和相关工作经验的人来真正理解对患者的承诺在当下意味着什么，就很难实现对患者的真正关注。评估将由"常见诊断"提供资料，并填充个人经验，但它们将在很大程度上反映的是猜测，而不是对患者需求的全面定位。生命科学公司对疾病的生物学过程有很丰富的基础知识，它们对医生如何做出治疗决定有深刻的见解，它们开发了用于理解患者病程的不同方面的工具和方法。但是，要全面了解治疗标准、解决缺陷和差距的办法，以及如何将医疗效果和经济效益结合起来，需要特殊的技能和能力。这种能力来自临床医生和专职卫生专业人员，他们具有战略优势、实践经验，并有能力全面挑战医疗健康模式。

所有这些才能对绩效都是至关重要的。那么，生物制药或医疗设备公司如何在向价值中心模式转型的过程中逐步建立这些关键技能呢？与以患者为中心的创新者和价值创新者合作对新型数字化医疗有什么价值？这些技能该如何应用于精益创新者？

招募

人才越来越多地来自传统来源以外，这对于除了最初级和入门级的职位之外的所有职位来说，通常意味着来自其他生命科学公司。而拓宽招聘范围可能需要在公司内部和第三方招聘人员队伍中进行一些变动或扩充。你现有的团队成员可能都有生命科学、制药、生物制药或传统咨询机构的背景，他们的推荐人网络、领英联系人档案等可能都来自生命科学、制药、生物制药或传统咨询机构。

尽管这些资源将继续培养出杰出的人才，但公司还需要吸引那些真正了解、具有与直接向患者提供医疗服务或与这种医疗服务相关的风险管理经验的个人。其中几个可能的来源包括在医疗机构、医疗保险公司、医疗分析、健康服务组织中有经验的个人或具有重新改变自己职业意向的临床医生，而且这种需求可能需要组织增加其招聘人员。

提到研究，需要知晓的最重要的一点是拥有医疗健康服务或患者沟通经验的人才是必须的，但这并不足够，即使健康服务提供者都在努力去克服某些根深蒂固的习惯和观念。新的人才需要在保持他们对患者的同情和专注于使患者成为所有技术、治疗和服务中的受益人的同时，敢于挑战现状，促进对传递价值所需的界定。这需要在机构的最高层中反复强调。

鉴于医疗健康机构是任何发达或发展中经济体中最大的部门之一，从最好的大学和学术医学中心招聘人才是有道理的，而且不断学习和提高技能的需求意味着需要人才库足够大。然而，这将需要一个新的招聘人员网络，与潜在候选人建立新的沟通渠道、新的声誉和品牌，以及差异化的面试和甄选程序。

如今，大多数大公司都采用初级招聘（在少数目标大学及其内部项目中）和多层次经验性招聘 [使用内部和外部招聘人员，并在电子服务网站如领英或伟豆（Viadeo）上发布空缺职位] 相结合的方式。但是，这在人才市场上也有一定的效率。在人才市场上，求职者知道雇主寻求他们特定的技能，并且会欣赏他们教育和工作背景的某些特定方面。医疗健康服务提供者和偿付者的工作方式基本相同，都是针对不同的机构和业务所需的技能。然而，现在我们越来越需要建立新的人才基础档案、新的机构作为人才来源，以及一个新的外部招聘团队。他们了解公司的目标，并能接触到新的所需网络。最后这一点可能是最困难的，因为招聘人员倾向于专注于特定类型的人才，并与公司内最适合其人才市场准入的领域和计划保持一致。

公司需要建立有效的外部沟通，让个人能够适当地自行选择在组织中的整体和特定角色。例如，如果生物制药公司专注于以患者为中心的数字创新，就需要进行临床培训，以评估具体的治疗差距以及对这些差距具有意义的解决方案，并考虑医疗机构和患者如何最好地接受它们。如果患者参与自身治疗的管理对于为患者实现更好的健康疗效和医疗健康系统的价值结果至关重要，那么公司可能需要结合消费者互动——专注于鼓励和激励方面的专业知识，就像某些医疗保险公司对高度目标患者群体所做的那样。随着侧重于现实世界结果和证据的分析越来越多地成为承担风险的医疗机构和医疗保险公司互动的一部分，对结合了人口分析的临床专业知识的需求也越来越高。

也许最重要的是定义和建立公司的外部声誉。组织需要确定它们的运作模式和要求有什么不同，以及为什么某个特定的人才现在想要考虑与它们一起工作，例如，过去制药公司聘用医生和经过培训的临床人才从事医疗事务、安全和药物警戒以及一些研发工作。现在，这些公司可能需要同样的技能，不仅作为内部主题专家发挥作用，而且作为监督新的商业集团和服务的首席执行官发挥作用，努力制定走向市场的战略，并在医保偿付者和医疗机构高度联合的地区重新定义承担风险的组织网络。它们需要这些人把他们的临床训练和能力与对基于价值的医疗健康的新经济学的理解结合起来。

声誉不会很快建立。这是具有高度针对性的外部沟通的结果，旨在与有才华的关键意见领袖（KOLs）建立新的关系，例如领先的学者、医生主管和领先的偿付者，以及高度网络化的新员工和现有员工。新的目标人才将需要听到真正不同的信息，看到行动的证据（例如，通过公布的研究、健康服务提供者合同、收购、合资企业等），并认为公司的发展需要他们的技能，在有广泛的意愿改变职业之前，与他们的想法和抱负一致。

甚至应聘者的评估和面试过程也需要与现在不同。许多公司现在都有面试前和面试后的评估工具和探索绩效导向、团队或协作中心，以及个人价值观的活动，以确保与它们的企业文化保持一致并取得最大的成功。这些活动看似微妙，但却反映了当前公司的规范、行为和对高潜力人才的观念。他们现在需要成为未来的焦点、目标的轮廓、企业的头脑，并采取在新方向重塑能力和文化的行动。

最后一点，一些人才市场的竞争是艰难且勉强的。数字化技术和数据科学家的市场以前就是这些市场中的一员。在这里，伙伴关系也许是获取关键技术的重要途径。紧密结合的多年伙伴关系和合作或许可以在一个适合技术培养和人才管理系统内，规模化地为成熟的技术提供快速通道。这也是近期几项合作的部分动机，包括美敦力和 IBM 沃森健康、苹果和 Epic、高通生物和诺华制药，以及罗氏和基础医学公司等。随着数字化应用和数据科学人才更清晰地看到他们可以成为颇具前景的计划的一部分，这些伙伴关系通常会使最初的雇用更具吸引力。

管理和整合

这些人才的管理和整合需要体现出同样颇具前景的心态，否则，这些新型人才可能将被视为内部的主要问题专家，而不是新的主要驱动者。当管理程序遵循一些原则时更容易成功：（1）在组织的核心而不是外围保持新的工作性能和分组——他们需要被看作新的工作方式的中心而不是试验；（2）确保新的组织和理念迅速规模化——遗留系统和网状系统是密集的，并且已经发展了几十年，因此需要看到具备一定规模的支持有意义的早期整合的影响；（3）使领导模式与新的战略、理念和文化目标相结合；（4）在保持现有绩效或传统模式的同时，为绩效管理系统设定新的目标。

组织的倾向可能是滞后的，并继续专注于传统的业绩、薪酬和市场成功的测量标准。因此，核心职能部门和领导者需要成为新的工作、测量和奖励方式的先锋。关键职能如何组织、在何处报告、关键治理和决策论坛的议程，以及核心资源分配进程（例如年度战略和业务规划进程），都是确保核心目标和能力被突出而不被边缘化的首要核心。

如今，对文化有一个正式的视角是必要的。市场变化的速度和文化取向的差异程度，由价值驱动向文化转变所暗示的，都被视为一个执行级别的项目和过程，需要进行监督。幸运的是，现在有了新的数字工具，建立了基线，改变了步伐和方向。这不是传统意义上的变革管理，而是文化和绩效管理转型，其中的价值特征体现在人才中，体现在他们所拥有的能力中，并作为组织过程的一部分嵌入其中，直接驱动公司目标。

领导结构、关键职能、决策论坛和运营团队将验证组织的意图和优先事项。高层管理人员需要问：价值是否反映在组织结构中（例如，数字医疗是否作为核心商业、医疗能力和影响群体而被整合，基于价值的偿付是否存在于战略层面并在传统市场准入结构之外实现）？或者，战略规划和年度运营规划流程是如何被清晰地整合，以及如何使对由价值验证的机会或以价值为中心的市场方法所驱动的业务比例的期望不断增长？很明显，医疗健康行业正面临着转型。如今，生命科学公司和健康服务提供商都在很大程度上受到批量业务的支持，但越来越趋向于价值。管理者的当务之急是通过这些关键机制来引导和调整这种变化。

例如，在一家以数量为核心的组织中，最重要的目标也许是市场主导权、市场份额和净销售价格，而在一家以价值为中心的组织中，最重要的是以适当的证据为基础，对所有决策、合同价值下跌风险的管理，以及对合作伙伴确保群体健康和健康体系的成本效益的职能整合，都必须严格遵从数据分析。所以相对数量而言，它更多的是强调质量、确定的共同效果和运行模式的时间绩效。相对于以数量为中心的公司所强调的个人对市场的绩效和销售目标，以价值为中心的公司需要的是可以确保更具共享性的严格的岗位职责的协调方式。

没有这些跨职能和跨时间的流程的整合，以数量为中心的公司将可能错失价值。

创造价值的技巧

组合团队所需的才能不仅需要正确的组合技能，而且需要你扩大自己的视野，深化你的人才基准，并将绩效管理系统与以患者为中心和传递医疗健康体系价值这两个目标结合起来。

精益创新者强烈倾向于运营、财务和交易技能，但现在它们也需要成为创新者和重点专注于多种急性和非急性疾病治疗的管理者。尽管收入模式本身并不新鲜，但它们对那些传统人才的需求会有所不同。这些人才习惯于大型制药公司的资源更丰富、品牌更强的产品领域。

以价值为中心的组织需要：（1）擅长发现和解决问题的临床人才；（2）可以就数据需求、管理和高级分析给出建议的数据科学家；（3）具有高级健康服务经济学相关技能和财务建模及管理技能的人才；（4）为围绕不同环境下特定人群提供解决方案的数字化医疗及服务专家；（5）能够将技术和服务整合到多年来联合投资和联合管理风险的多年合作关系中的业务和企业拓展专家。

对于追求"以患者为中心的创新者"和"价值创新者"模式的公司来说，一些新的、必需的技能将来自领先的学术机构，但许多技能将来自医疗服务提供商、医疗保险公司、医疗经济咨询公司、医疗健康服务公司和迅速进入医疗健康领域的数字公司的有经验的雇员。伙伴关系和协作也将证明技能是快速实现有意义的规模并建立数据、分析和数字速度文化的关键。

新的健康数字化将推动这些公司在其他方面的人才获取和发展计划——寻找了解以产品为中心的生命科学公司、医疗设备和医疗服务提供商的关键人才，以确保他们有能力将自己的技能准确且最大效率地应用到这一领域。

虽然我们主要关注制药、生物制药、医疗设备和数字健康公司，但很显然，健康服务提供者、权威机构和医保偿付者对人才的需求也很大。历史上，这些组织擅长调度、编码、创建访问指南、评估利用率，以及在高度专业化的环境中进行治疗。

现在的重点将转向健康、避免急性事件、将治疗转移到低成本和更加灵活的环境中，并让卫生专业人员发挥他们的全部优势。人口健康管理和基于价值的偿付日益突出，并成为能力建设、新的工作文化和先进的决策支持工具的重点。事实上，为以价值为中心的组织所确定的许多相同的技能，包括数字参与和数字运营，将适用于这里。总之，我们相信，共同的技能和目标人才将有助于加速和实施新的以患者和价值为中心的商业模式。

这将是一个重新定义企业、吸引新人才、雇用和激活顶级从业者以及转化价值，使其可供患者和整个健康服务体系获取的过程。

Healthcare
Disrupted

第四部分
回顾与展望

Next Generation Business Models and Strategies

Healthcare
Disrupted

11

智慧医疗的新纪元——以患者和价值为中心

> 我们正处在巨大改变和新的商业模式不断涌现的交汇点，这将打破过去 10 年遗留的健康服务体系、公司和领头人的局面，而你在其中将会扮演什么角色？

健康服务是多数发达国家和发展中国家经济中最大的独立部分，每天都在以更快的速度发展。领头企业、新创公司和个人正在将其重新定义，使其内涵比药品、设备、临床工作和设施更为广泛。这项基础转化正由新的经济模式驱动，它决定着健康服务付费、新的数字化运营经济和广泛的技术更迭，这正在改变医学特性和服务定位。然而，并不存在这样一张代表着新产业着陆地的地图。我们将有机会指导这些改变并使之成型，以利于最优先和最为重要的患者获益以及整个健康服务体系的获益。

改变的范畴和速度将取决于政策制定者、生命科学公司高管和健康服务领头人。其他部门的颠覆预示着业务范围和经济模式对健康服务的影响，医疗部门是一个基础不同于消费性产品、零售、流动式消费、广告和财政服务的部门。在以广泛人群获益为目的的、由公立和私人公司投资的健康和健康服务领域，可供大多数人获益是至关重要的，也是非常私人的，我们非常关注最终结果。

最终的颠覆将由三个因素催化：将患者的治疗效果和价值视为一种需求的广泛观念，数字和精准医疗赋能的新经济，以及我们作为个人、患者、领导者和公司正在接受的新的更积极的角色。

谁将是突围式创新的幕后推手？对于药企或 MedTech 手术机器人之类的医疗技术公司，是否有一种与 AirBnb 相当的轻资产患者治疗护理管理或价值补偿模式？答案还不清楚，但可以肯定的是，那些没有为改变做好准备的人会被甩在后面。

***

我们有幸能够参与到一个以实现全世界人类的健康为己任的领域中来，作为参与者和利益相关者，为了确保最大范围的人口能够从当下最好的治疗和预防方法中获益，我们不断努力。我们中的一部分人为了给最具毁灭性的疾病提供新的治疗方法而工作，另一部分人则在寻求帮助慢性病患者提高生活质量的方法。在任何情况下，我们都要知道，到处都有我们的同行和支持者。

在几乎所有的发达经济体和发展中经济体中，医疗健康实际上是最大的单一部门，通过占国内生产总值的百分比来评估。各国政府通过各自的国家卫生机构对医疗健康部门进行投资，以确保不断创新。个人和家庭在这方面花费巨大。尽管对于经济、公司或家庭有多少医疗支出是有效的问题一直存在争论，但数据显示，在全球范围内，我们比以往任何时候都活得更长、生活质量更高，我们的经济也因此变得更有效益。对我们人类和整个社会来说，医疗健康从根本上来说是重要的。

现在我们正处于一个转折点上，把握重新定义和重新定型我们所认为的健康服务的关键机会，包括它作为市场是如何运转的，以及作为个人、高管、医务人员、公司、个体付费者或政府，对其有什么期望。

将患者置于这一重新定义的中心，让我们对这些变化能够带来的患者和健康成效、真正创新的健康和医疗健康方法，以及从根本上改善医疗健康系统、公司、家庭和个人的经济状况深感乐观。

全新的未来

我们可以对方法加以改善、彻底改造，甚至是创造一个全新的方法。过去数十年，我们都致力于降低健康服务费用和支出总额变化率的举措，其中大多数都是为了建立准入限制、最高限价和成本转移。过去在医疗改革和成本控制方面的努力并没有取得实质性进展——绝对消费的增加并没有使所实现的价值有任何根本性的改变。这就是医疗健康"量"时期的困境。在过去的半个世纪里，当我们单纯想确保所有地域的居民能获得基础服务时，专注于能力建设和按劳付费是有意义的。然而，虽然我们确实专注于为患者提供治疗护理，但这仅是针对他们最需要的时刻，而不是我们如何让人们一直保持健康，避免高费用的介入手术、药物和设备。

现在，世界上几乎每个国家都意识到，我们既有体系的结构阻碍了医疗成效和价值的真正改善。

所以，情况正在发生改变，认识到这点之后便是行动。尽管最初的时候是偶然事件，但它终将融入我们所讨论、分析、改进、推翻和彻底改造的观念和行动中。我们正处于一场改革的大振荡中，我们可以在当中重新设定我们对于如何针对医疗成效和价值为健康服务付费的期望。我们将患者置于健康服务的中心——专注于使他们保持健康，让他们参与到如何和何时寻求帮助的决策中，以及鼓励他们自己管理更多的环节。

健康服务越来越市场化——我们在收到具有价值的事物时付费，而且价值越大，我们越愿意付费。想象一下财政服务、广告、零售和生命科学公司及其他至关重要的方面，健康服务正在发生同样的变化。进行这些改革的市场将在未来 2~5 年内就位，美国、英国、瑞士和芬兰的部分区域以及中国等国家将首先实现，其他紧跟的国家有法国、德国、日本等。尽管在每个国家，政策和方法都存在明显不同，但也有显著的共同点，那就是专注于以最大的效率和价值，实现可能的最好的临床成效。每个朝着这个方向发展的国家或地区都致力于将以设施和人才为中心的模式转变为一种利用数据、证据和洞察力的模式，将健康和医疗健康释放到家庭中，由数字基础设施支持，在新的层面上吸引患者和消费者。

我们拥有实现这一目标的欲望、抱负和技术。数字化基础设施、数据和分析洞察力，以及范围越来越广的治疗和远程医疗技术可以使这些改变发生，同时实现经济的增长和医疗成效的改善。事实上，健康服务正在成为数字化和网络化——传递信息、允许我们展开工作、娱乐、联系家庭和朋友的主要工具和技术——的主要受益人。健康服务将逐渐拥有关于什么是起作用的、健康服务为什么失败以及健康服务和特定治疗方法如何能够提升数据和洞察力。健康服务正在从健康设施中解放出来，而发生在家庭和工作场所，如医院及诊所一样有效，也许更为安全。健康服务将由新的公司提供，由那些我们已建立了关系和信任的公司提供的服务已经出现在我们的家中、手提包里和钱包里。

医疗健康服务提供商将拥有更大的影响力和控制力，因为数字工具、远程咨询和远程监控使它们能够拓宽与患者的关系，并将重新投入患者护理业务中，使它们不必进行财务编码以及优化预约和日程安排。医疗健康将由个人和他们的家庭支付和指导，人们将有选择地购买，考虑投资什么，自己做什么，并计划在哪里节省花费。任何东西都不会保持原样。

我们的研究和工作预示了一个大胆地实现了有利改变的未来。

- **我们正在重新定义医疗服务的发生地点**。尽管我们曾经很难接触到医疗设施和医生，但我们将越来越多地从我们的移动设备、可穿戴设备、智能电视或视频"中心"获得工具和访问。医疗服务将转移到我们所在的地方、我们生活的地方和我们工作的地方。
- **我们正在重新定义治疗本身**。我们正在从紧急时刻的治疗干预转向关注健康和长期疾病管理。

- **我们正在重新定义谁负责医疗健康**。我们正在从由政府、机构和公司负责定义和提供医疗健康，转向越来越多地负责自己的健康和医疗健康决策。提供这种护理的机构和公司会看到自己对过去进行偿付的对象——消费者和患者更负责。

- **我们将以不同的方式为医疗健康服务付费**。我们越来越多地不是为已经做的事情付费，而是为我们已经得到的东西付费。医疗健康现在是可以测量好处的，它确实可以被认为是一项具有即时、短期和长期回报的投资，并正在成为一个真正的市场。

- **我们正在重新定义药物**。将这个概念扩展到化学或生物治疗以外，我们将越来越考虑用高级算法来界定谁将从治疗中获益最大以及如何确保所给予的治疗是以正确的方式进行的。我们正在使用数字化技术和工具来更进一步地支持在使用和传递药物过程中实现疗效和价值的过程。

- **我们正在重新定义医疗创新的整个价值链**。研究与开发现在可以获取人口规模的真实数据。我们细胞的基因组学、基因学、信号通路生物学和免疫学正在从根本上改变可能的结果，数字化创新看起来和化学及生物疗法一样有前途。当一个分子或治疗性抗体可以成为一个产品的时候，数字化研究与开发并不会在管理许可水平被终止，因为我们将需要不断增长的价值和获益。

- **我们正在向以患者为中心的供应链转移**。精准医疗、远程数字监控技术和数字化医疗信息的到来让我们可以从根本上重新考虑患者的药物、设备和服务的供应，使其更快响应、个体化和更具效率。

- **我们正在创建新的公司**。产品公司正在演变为向患者和医疗机构提供的服务；健康保险公司正在成为健康服务提供者和分析公司；医疗机构正在成为风险管理者，并协作建立新的能力；我们的口袋和钱包中的数字设备和服务提供者正在支持我们的健康管理。

作为医疗从业者、生命科学公司、生物医学研究人员、政策制定者、家长和个人，我们有机会塑造这样一个美好的未来。

政策制定者和政府可以制定参与规则，使替代办法得以出现，创新得以蓬勃发展。作为消费者的患者可以对医疗健康如何被定价做出一些预测。日益承担风险的医疗机构可以重新定义它们与谁合作、如何工作，以及在哪里工作以实现疗效和价值。

其他公司也将推出新的方法、产品和服务，引领人们重新定义"健康"和"保健"的含义。

新的语言

今天，当我们想要查找一些事或购买一个产品时，我们可以用谷歌搜索；当我们想要去医院、电影院或者机场，可以用优步；当我们在机场排队或坐在起居室客厅的椅子上想看电视节目的时候，可以用葫芦网；当我们想要给上大学的儿女打电话的时候，可以用 Skype 或 Facetime。我们享受这来自公司的服务，并将其名称作为日常用语中的常用词汇。尽管优步、葫芦网等没有实体设备、商场摊位或店面，Skype 没有信号塔，葫芦网没有固定广播或电缆管道，优步没有汽车，但我们享受来自这些公司的服务，并将其名称作为日常用语中的常用词汇。

这些公司颇具颠覆性，它们意识到了需求，并利用快速发展的、无所不在的、围绕在我们生活方方面面的数字化基础设施开创了一整套全新的解决方案。优步发现了一个热门的基本需求——交通。出租车经常难以打到而且体验不是很愉快，私人轿车服务对于大多数一般运输任务来说太过昂贵。同时，拥有汽车的人仅仅在一小部分时间使用它们。越来越多的人在不同的岗位工作扮演不同的角色。这些力量的影响、可以精准定位的移动技术的相对可获取性、大数据技术和高级数据分析为其制造了新的商机。在短时间内，优步已成为这个世界上最具价值的公司之一。而这创造了一个新的"共享经济"模式。

那么，谷歌、优步、葫芦网或 Skype 在医疗健康方面的类似企业会是什么呢？

它们肯定会出现的，健康设施有着巨大的容量。我们有药店和以零售为基础的诊所出现在和偏远地区；放射科医生和其他临床医生已经可以在家中进行图像解读和其他活动；我们在家里有远程监测技术，它可以在不断扩展的维度来评估我们的健康状况。这些新的医疗健康服务公司可能专注于维持或改善健康，为支付健康和医疗保险费用提供新的财务模式，或者在确定需求后满足需求。

新的经济学

汽车保险公司使用 GPS 和其他工具来提供基于活动或使用的政策，喷气式飞机驾驶员现在出售可以按小时计费或按其提供的服务计费的动力系统。整合的数据、高级数据分析、远程监控和远程传感器都使新的智能、经济模式和支付结构成为可能。保险公司根据健康表现实现保险费的个体化，就像英国保险公司和法国安盛联合发布了 MyActive+ 零售平台，向患者出售折后健康技术和健康服务，以及用于降低保险费的健康增值行为的苹果手表、健康套装等。

这些新的基于服务和治疗效果的模式已经在最苛刻和最敏感的市场中得到验证。这完全等同于优步模式，即根据里程支付旅行费用，在旅行时根据需求进行调整，然后根据司机和乘客的质量打分分配给他们。

我们已经看到针对不同疾病状态的基于治疗效果的报销模式的发展。随着数据、分析和新的数字化治疗和远程管理模式开始占据主导地位，高度创新的服务付费和疗效模式也将占据主导地位。正式的报销模式提案可以根据疗效和提供的相对价值为不同疾病的治疗支付不同的费用。高通量测序技术（next generation seguencing，又称下一代测序技术）结合了通路生物学洞察力和来自已发表的文献的证据以及患者自身的医学和家族史，已经为许多疾病的精准医学方法提供了信息。

而且不止于此。当我们将重点放在当前治疗标准的结果上，而不是通过具有补充疗法分析和数字校准服务的新型治疗或设备所能实现的结果时，用于制定基于价值的定价的相同数据和信息将可以提高研发组织和运营的效率。基因组、生活方式和电子病历数据的可用性将允许更多的"模拟生物试验"研究和早期开发，在这些研究和开发中，假说和设想可以在高速计算机上而不是在传统的实验室中进行测试。远程收集数据的可用性和便利性将使试验设计得以改变，试验规模得以缩小，前置审批数据的价值得以提高。我们将把研发和创新看作一个持续的过程，其中信息数据和数字元素围绕分子、抗体或个性化条件不断进步。

政府和部分私营部门的举措将成为这些变革的催化剂，但交付的价值甚至消费者的偏好将是最终推动力，而技术和科学将成为主要推动力。

新的策略和商业模式正在不断出现并呈现规模化。一些治疗学领域创新式领头人正着眼于将他们的产品发展与远程监测的新疗法相结合，并希望可以从他们带给患者和健康体系的利益中获益。治疗相关医用设备公司已经宣布向基于服务的模式转型，并在未来几年中迅速起步壮大。主要的涉及医疗服务的数字化公司正在将它们的规模、经济、基础设施和技术带到医疗服务的领域中并推动其发展。事实上，我们在写这本书的过程中所预测的不同公司的商业模式的发展正在不断被证实。现在的健康服务越来越以患者、消费者、数据分析驱动、数字化实现和向新的数字化经济移动为核心，这也意味着现存体系的瓦解。

你的起始点，你的策略

理解并定义策略需要回答以下问题。

- 谁将是未来主要的瓦解者？他们将来自哪个部门以及什么将成为驱动因素——数字化技术、科学创新、具有广泛洞察力的真实数据、人类心理学还是行为投入？抑或是几种因素的结合？

- 什么样的企业会以一种事后看来显而易见，但目前对那些根深蒂固于当今模式的人来说却难以捉摸的方式来聚集价值链的分布式部分？

- 以患者为中心，其他各方——从当地医疗机构、卫生当局、治疗和服务公司，到远程治疗管理服务——如何排序？
- 过去 40 年中处于领先地位的领头者有没有可能转向新的领域或者说他们能否在最后保持其现有的角色和影响力？
- 决定一家公司生存和发展的改变和新能力的关键属性是什么？

当前中心正在越来越明确——关注点从数量向科学和医疗成效偏移，转向未满足的医疗需求和广大市场的解决方案，走向数字化健康和协作的医疗途径。但是否有更多变化？是否有一个突破性的模式，就像亚马逊在零售业领域那般，从根本上打破整个产业结构，让传统商业模式失衡？这个在我们眼前的界限很模糊的模式是否会让一个或一群领头人出现，并像乔布斯、盖茨和贝索斯一般出名？

在许多领域可能会出现这样的伟人或团队。

- **医疗服务公司**。利用高灵敏传感器、光学、调制解调器、网络和移动设备的处理能力，为世界上服务不足地区的广大民众提供与当今领先学术中心相媲美的专业知识。
- **"真实世界"的诊断和治疗决策公司**。整合了家庭监控设备、可穿戴设备、远程收取临床诊断、社会数据，并从电子病历得到的临床数据来选择治疗方案，并与医疗机构建立了伙伴关系，持续地评估其有效性和价值。
- **基于科学的个性化"模拟生物试验"公司**。通过 3D 打印机在家庭环境中打印个性化药物。
- **"优步式"健康教练**。在需要的地方，为需要的人提供服务，重新定义了如何支付医疗费用，并在没有资产所有权的情况下提供医疗服务。

现实中有许许多多的可能性。任何传统玩家都需要质疑自己在不断变化的环境中的最佳角色。它需要评估最佳路径，并以正确的速度进行渐进的、有时是根本性的转变，以帮助确保其持久性和相关性。

　　我们提出了很多问题，但还将留给你另外一个问题。如果你回答不了其他问题，至少可以回答以下问题：你在这场改变中的角色以及如何在新的现实中脱颖而出？如果你知道答案，那么现在就是采取行动的时候；如果你不知道，那么必须稳步前行，当传统模式正面临衰退的时候，不采取行动是不可取的。

　　对于那些参与到这个新的健康和健康服务经济的人来说，一个令人激动的时代正在到来。我们将在这个充满创新、大大改善多数患者治疗效果以及为大多数人创造更多价值的新世界里期待着新风景的出现。

北京阅想时代文化发展有限责任公司为中国人民大学出版社有限公司下属的商业新知事业部，致力于经管类优秀出版物（外版书为主）的策划及出版，主要涉及经济管理、金融、投资理财、心理学、成功励志、生活等出版领域，下设"阅想·商业""阅想·财富""阅想·新知""阅想·心理""阅想·生活"以及"阅想·人文"等多条产品线，致力于为国内商业人士提供涵盖先进、前沿的管理理念和思想的专业类图书和趋势类图书，同时也为满足商业人士的内心诉求，打造一系列提倡心理和生活健康的心理学图书和生活管理类图书。

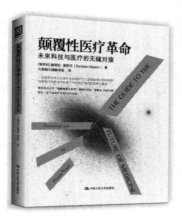

《颠覆性医疗革命：未来科技与医疗的无缝对接》

- 一位医学未来主义者对未来医疗 22 大发展趋势的深刻剖析，深度探讨创新技术风暴下传统医疗体系的瓦解与重建。
- 硅谷奇点大学"指数级增长医学"教授吕西安·恩格乐作序力荐。
- 医生、护士以及医疗方向 MBA 必读。

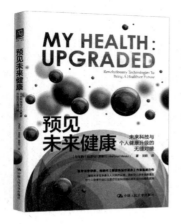

《遇见未来健康：未来科技与个人健康升级的无缝对接》

- 医学未来学家、畅销书《颠覆性医疗革命》作者最新力作。
- 阐释未来医学最令人兴奋的议题，重新定义数字健康理念，对个人健康升级以及医疗行业科技创新趋势做出前瞻性预测。